Bonne
SANTÉ
mode d'emploi

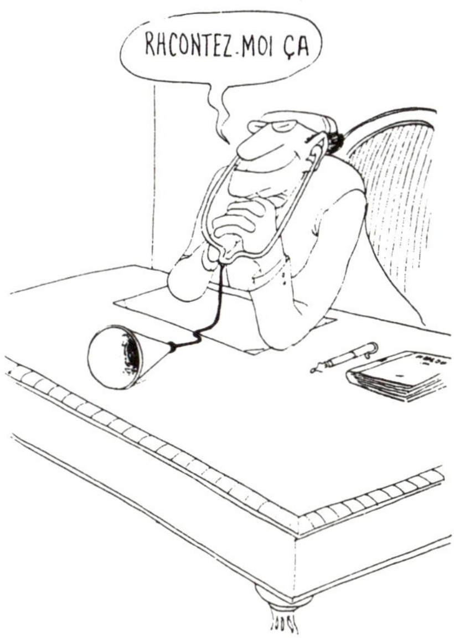

PIEM
AU CHERCHE MIDI ÉDITEUR

Collection
« Les Mordus »

Les Mordus du Foot

Les Mordus du Tennis

Les Mordus du Ski

Les Mordus de l'Automobile

Collection
« Les 100 meilleurs dessins »

Cent dessins choisis

Collection
« La Bibliothèque
du dessinateur »

Un cœur gros comme ça

Petits-enfants, grands-parents
mode d'emploi

POSOLOGIE
ET
MODE D'EMPLOI

Trop de gens bien portants se croient malades, trop de malades voudraient être bien portants.

À première vue, ces deux attitudes semblent contradictoires, à seconde vue aussi, c'est pourquoi un remède s'impose.

Ce livre est un médicament, ce n'est donc pas un produit comme les autres.

Il vous concerne vous et votre santé. Les textes et les dessins présentés dans cet ouvrage sont le fruit d'une longue recherche en laboratoire qui a permis d'étudier ses effets bénéfiques sur le zygomatique.

Posologie :
- Adultes, 3 ou 4 pages par jour en plusieurs lectures.
- Laisser à la portée des enfants.
- Suivre la prescription du libraire pour les doses plus importantes.

Contre-indication :
- Neurasthénie chronique.

Précautions d'emploi :
- Chez le sujet triste et morose, la posologie initiale sera doublée, pouvant aller jusqu'à 3 volumes par 24 heures.

Formule :
- Extrait de mou de thyroïde .... 0,025 g.
- Sous-cape de rire .... 0,017 g.
- Dilatation de rate .... 0,10 g.
- Rire aux larmes .... 3 litres

PIEM

PIEM

Bonne SANTÉ mode d'emploi

Textes et dessins

Collection
« la Bibliothèque du dessinateur »

le cherche midi éditeur
23, rue du Cherche-Midi 75006 Paris

Accueil

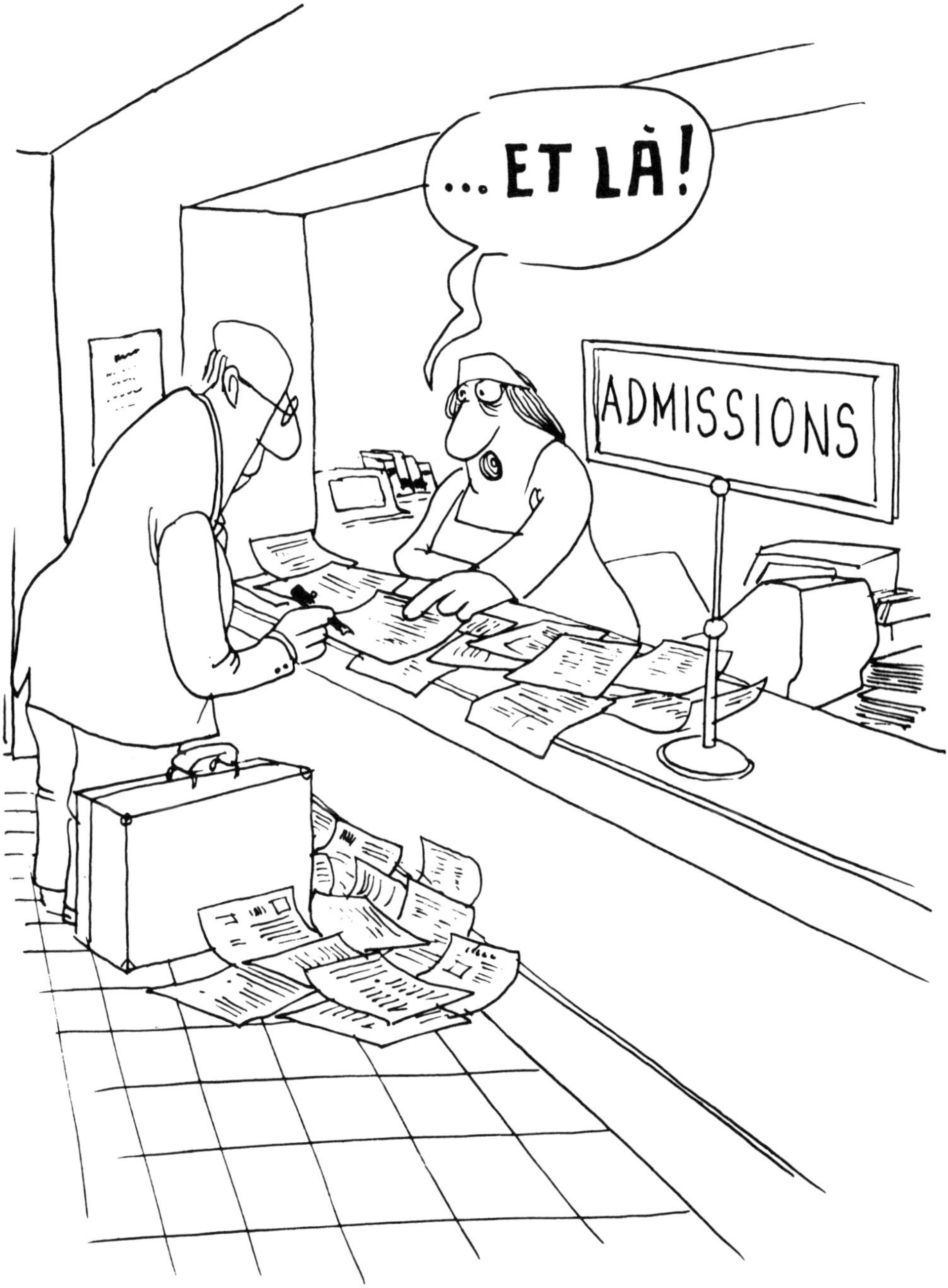

ANÉMIE

On constate à la fin de ce vingtième siècle un retour aux vocations, comme il a été annoncé par ailleurs.

Il s'agit de la vocation à la fatigue. On rentre aujourd'hui en fatigue comme on rentre en religion. La ville est un lieu de mission privilégié.

Le noviciat commence très tôt. Il n'est pas rare de rencontrer de jeunes adolescents en pleine forme atteints de cette sainte langueur. La tête dans les mains, ils ne prient pas, ils fatiguent. À l'âge de trente ans ils prononcent leurs vœux perpétuels. Cet ordre laïque n'exige pas le célibat c'est pourquoi on peut être fatigué par couple.

Le fatigué est volontiers intégriste, il refuse la fatigue des autres comme non conforme à la stricte obédience.

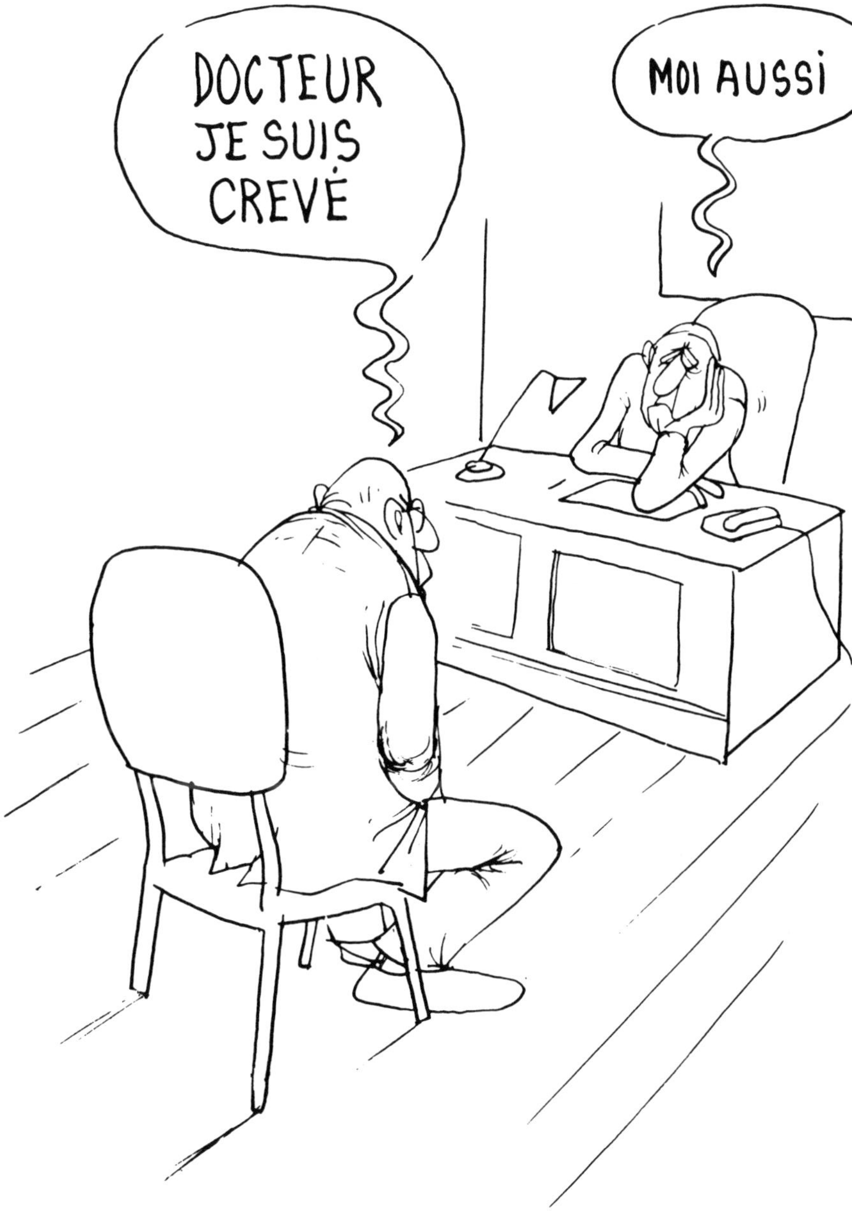
DOCTEUR JE SUIS CREVÉ
MOI AUSSI

ATTENTE

L'ascenseur monte au deuxième étage, il n'y a qu'une porte sur le palier, avec une plaque. La sonnette est à deux tons. On passe directement dans la salle d'attente. Les portes en sont vitrées avec des petits rideaux pour l'intimité. Sur la table, des magazines usagés qui racontent la vie dans la principauté de Monaco et le retour à la scène de Mireille Mathieu. Le canapé est déjà occupé par trois personnes des deux sexes et le fauteuil coin fenêtre par une dame et son enfant. Il reste une chaise, elle est pour moi.

Personne ne parle sauf l'enfant qui pleure. Le temps passe. Je sais tout de la famille princière de Monaco. Je tousse dans l'indifférence générale.

De l'autre côté de la porte vitrée on devine un semblant de vie, des bruits de pas, un murmure. Une porte claque et le silence retombe.

J'évalue mes chances : à vingt minutes par personne, si tout va bien, ce sera mon tour dans quatre-vingts minutes.

La sonnette à deux tons retentit. La porte vitrée laisse entrer un nouvel invité. Il semble malade, ce qui provoque une mauvaise impression dans notre groupe. Nous sommes déjà au complet, il ne reste plus une place assise.

J'échange ma revue sur Monaco contre les lambeaux d'un magazine économique.

Un homme, le médecin sans doute, entrouvre la porte de communication : il appelle. Une dame se lève en nous jetant un regard arrogant et disparaît avec la mine de celle qui en aura facilement pour une heure.

La place restée vide est immédiatement occupée par l'enfant.

Je refais mes calculs.

Le téléphone sonne... une jeune pianiste fait des

gammes à l'étage au-dessus... une odeur de soupe aux choux parvient jusqu'à nous... dehors la nuit est tombée.

Je sais ce que dira le médecin lorsque enfin mon tour viendra :

– « Excusez-moi j'ai pris un peu de retard dans mes consultations »

et je lui répondrai :

– « Ce n'est pas grave docteur. »

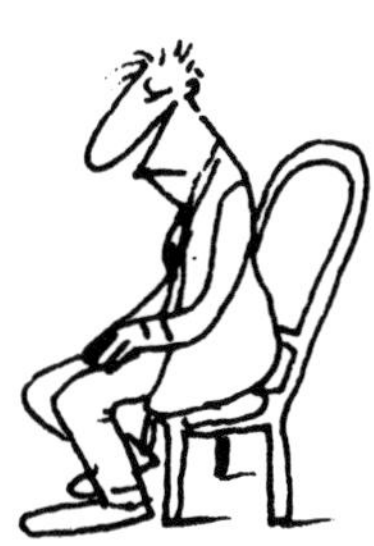

AUSCULTATION

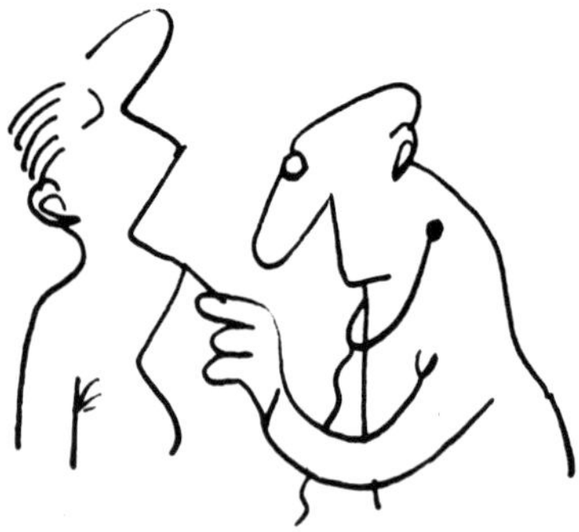

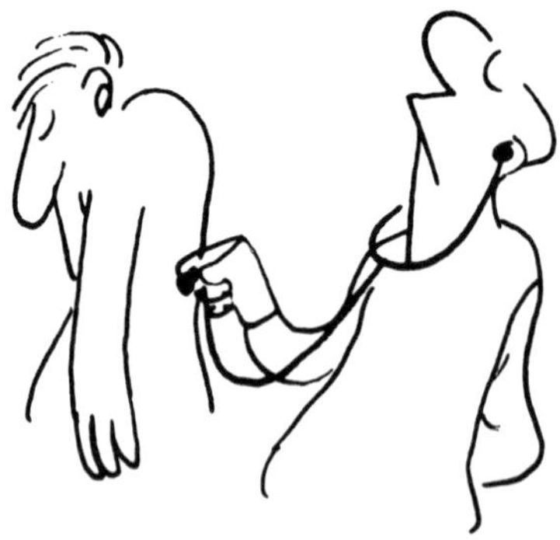

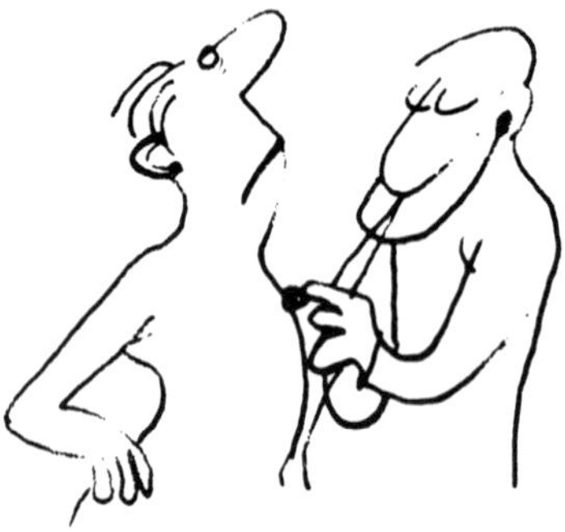

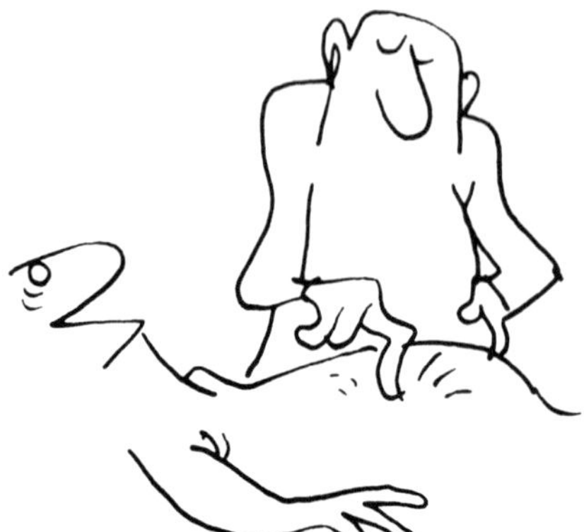

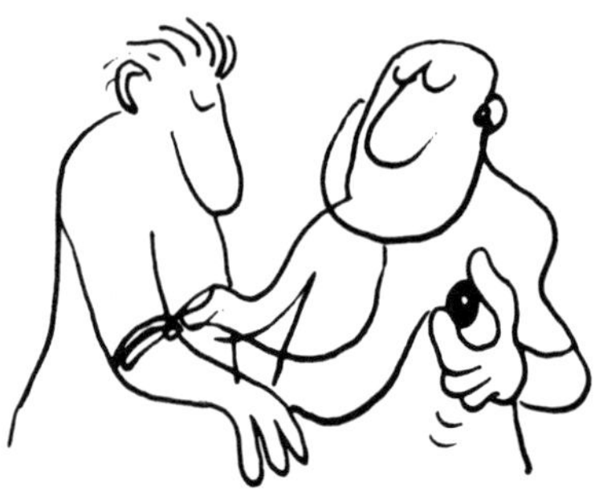

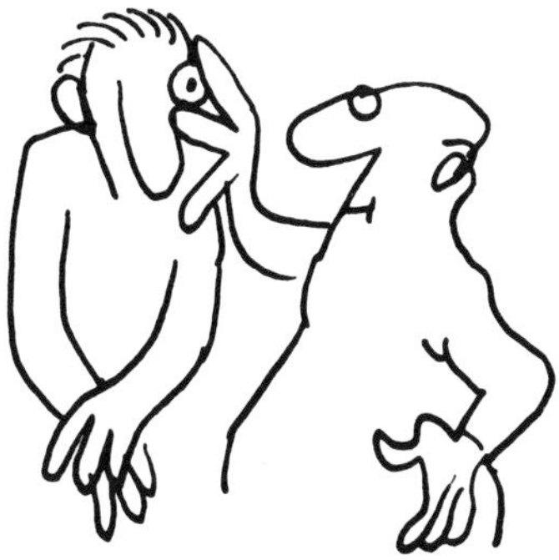

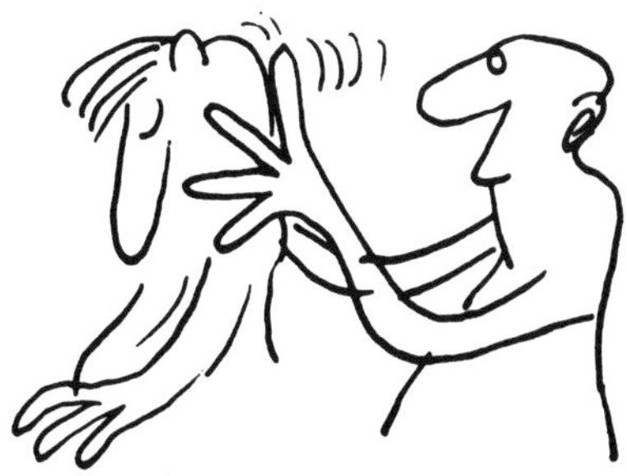

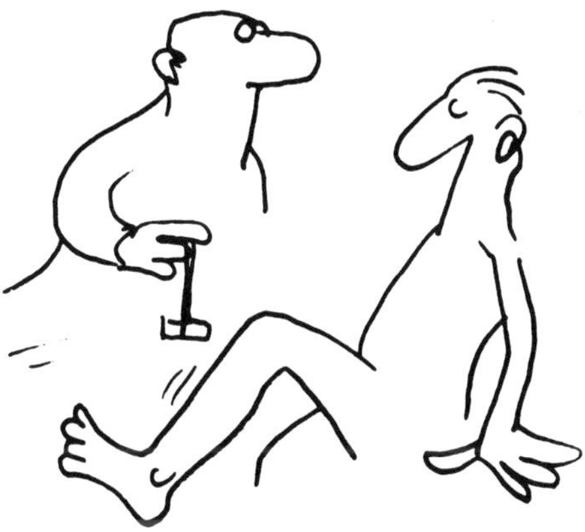

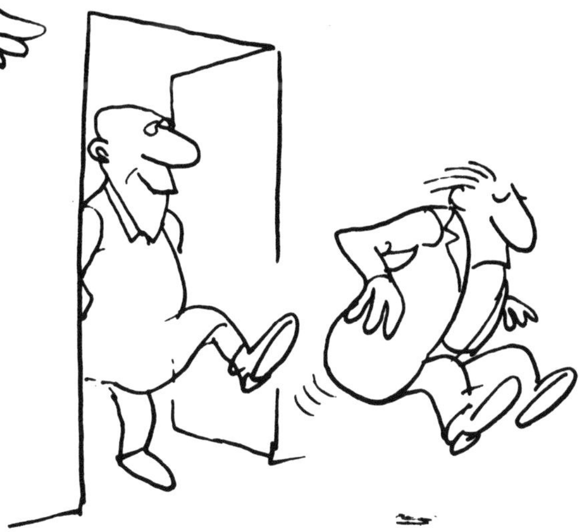

Bactérie

Le microbe est-il foncièrement méchant ?

Le fait qu'il soit particulièrement petit, peut être à l'origine de complexes qui ne sont pas faits pour adoucir son caractère.

Nous savons comment réagissent aujourd'hui les minorités asservies ! Les exemples ne manquent pas.

Rejeté dans la périphérie, le microbe s'organise par bandes streptocoxiques pour saccager les étalages de bonne santé, c'est alors l'affrontement inévitable avec les brigades d'antibiotiques et les risques de bavure qui en découlent.

Il n'est que temps d'intégrer le microbe dans le corps de notre société. Des mesures concrètes s'imposent : il faut créer des aires de jeux, mettre à la disposition des microbes des lieux de rencontre dans des bocaux agréables, éviter les poussées de fièvre en les envoyant à la campagne, en un mot redonner au microbe le goût de la vie.

La santé est à ce prix.

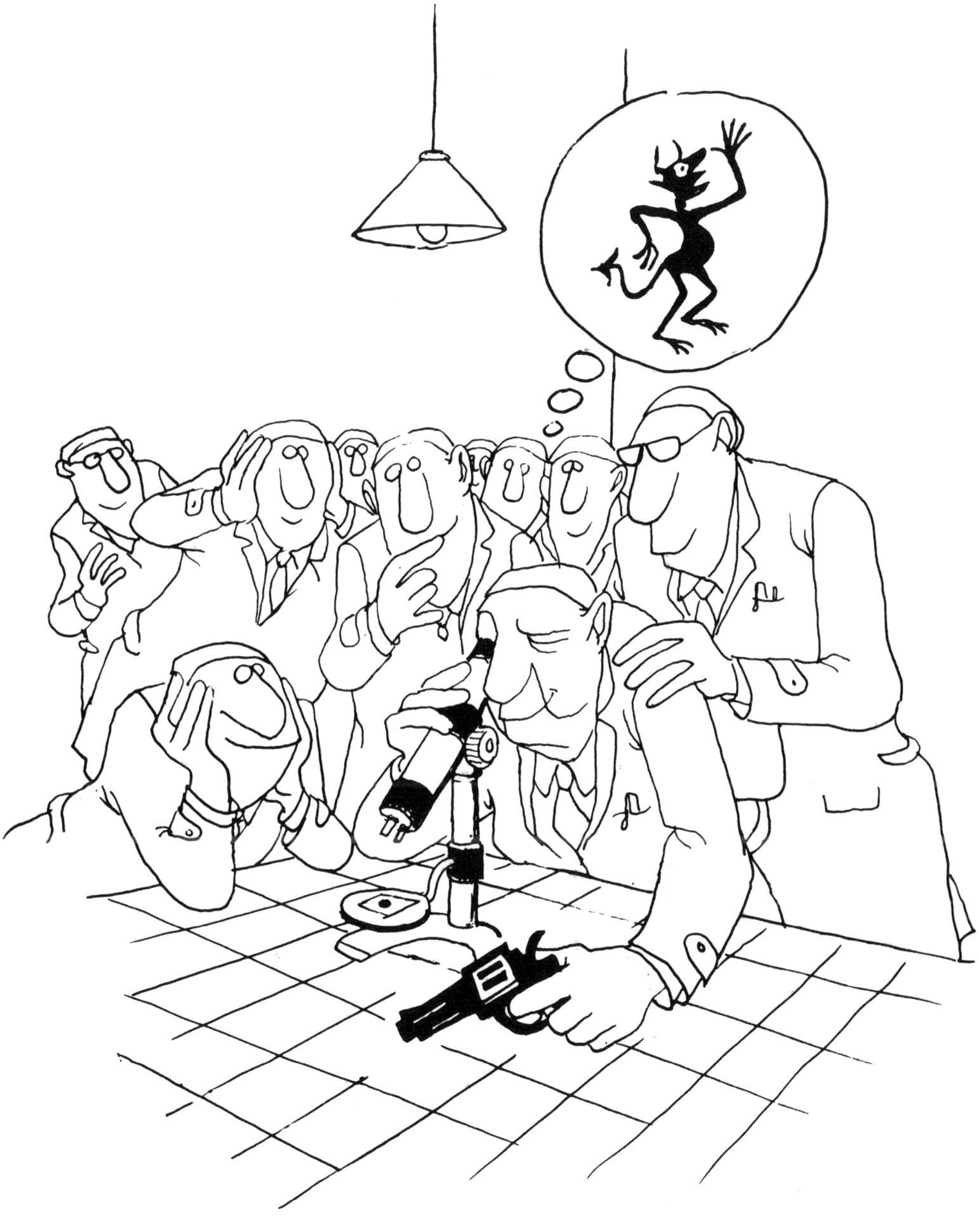

BON CHOIX

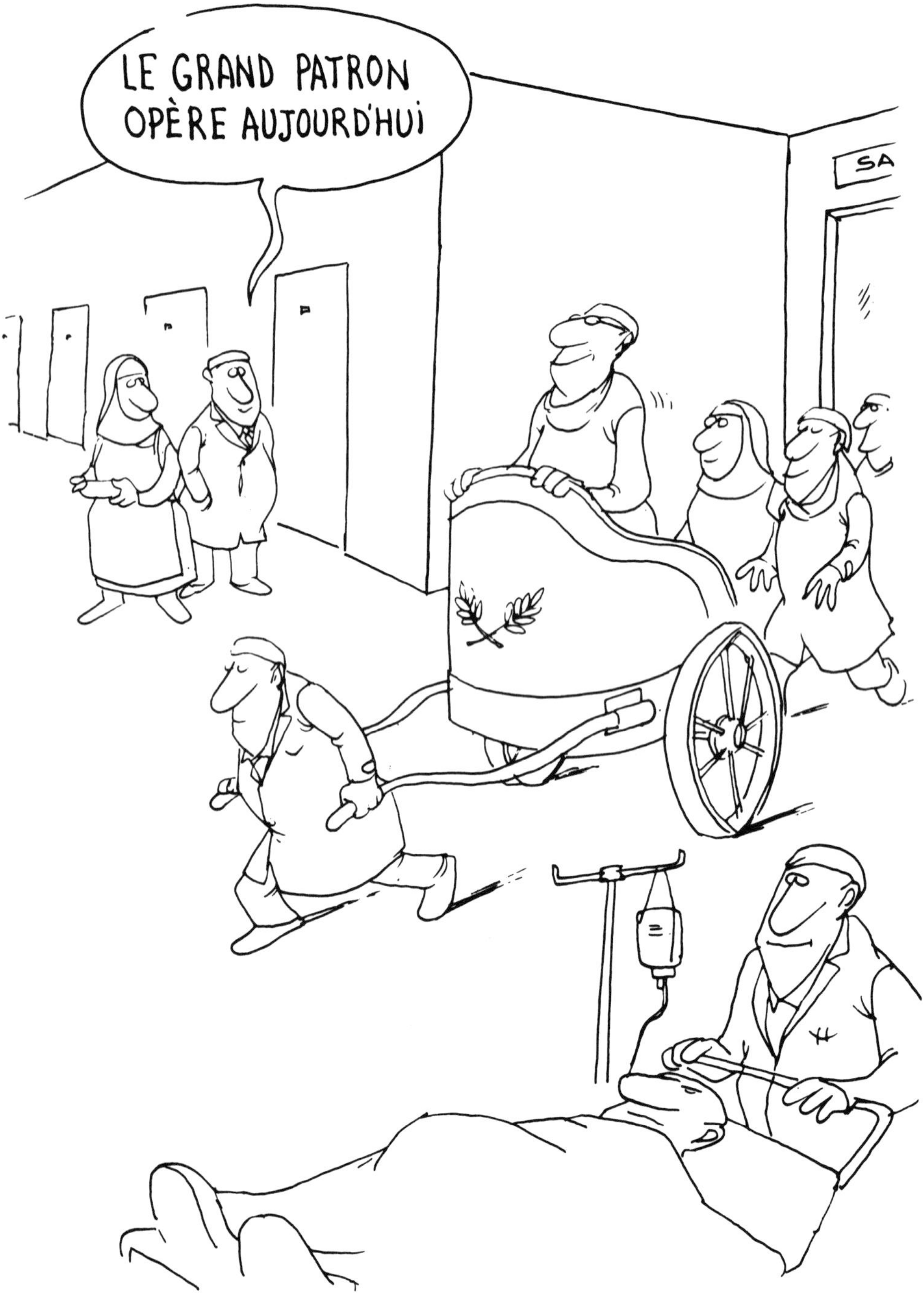

Le choix d'un chirurgien en qui vous aurez toute confiance est de la plus grande importance.

Lorsque, après de longues hésitations et multiples recherches vous aurez enfin pris votre décision et que vous serez rassuré sur ce point, vous en ferez part à vos amis et relations qui s'empresseront de semer le doute dans votre esprit.

À les entendre vous l'avez, en leur parlant, échappé belle ! Chacun en effet connaît un spécialiste de grand renom qui, en son temps, a sauvé sa vieille tante d'une maladie incurable.

Vous vous trouverez bientôt à la tête d'une liste interminable de chirurgiens compétents, ce qui ajoutera l'embarras du choix à votre embarras gastrique.

Totalement démoralisé vous confierez à l'ordre alphabétique le soin de décider pour vous.

N'oubliez pas, si vous en réchappez, de remercier vos amis et connaissances. Dans le cas contraire ne leur en tenez pas rigueur, sachez que cette pratique est monnaie courante et que les conseilleurs ne sont pas les payeurs.

BULLETIN DE SORTIE

En principe, c'était mon dernier jour d'hôpital : je devais sortir dans l'après-midi.

À sa façon de me dire, ce matin-là, en entrant dans ma chambre : « Alors ! comment va-t-on ce matin ? » je vis tout de suite qu'il n'allait pas bien. D'ailleurs, quand il me prit le pouls, je sentis qu'il avait de la fièvre.

Lorsqu'il se pencha vers moi pour regarder l'état de ma gorge, je vis qu'il avait le blanc de l'œil jaune et les pommettes rouges. Alors qu'il contrôlait ma feuille de température, je constatai que ses mains tremblaient.

Il déclara à l'interne qui l'accompagnait que tout allait bien et que je pourrais sortir comme prévu.

Il me souhaita un bon rétablissement en passant ma porte et en me laissant son microbe qu'il avait attrapé dans la chambre d'à côté.

À onze heures, j'avais 38,4°, à midi 40°.

Je faisais ce qu'on appelle une rechute.

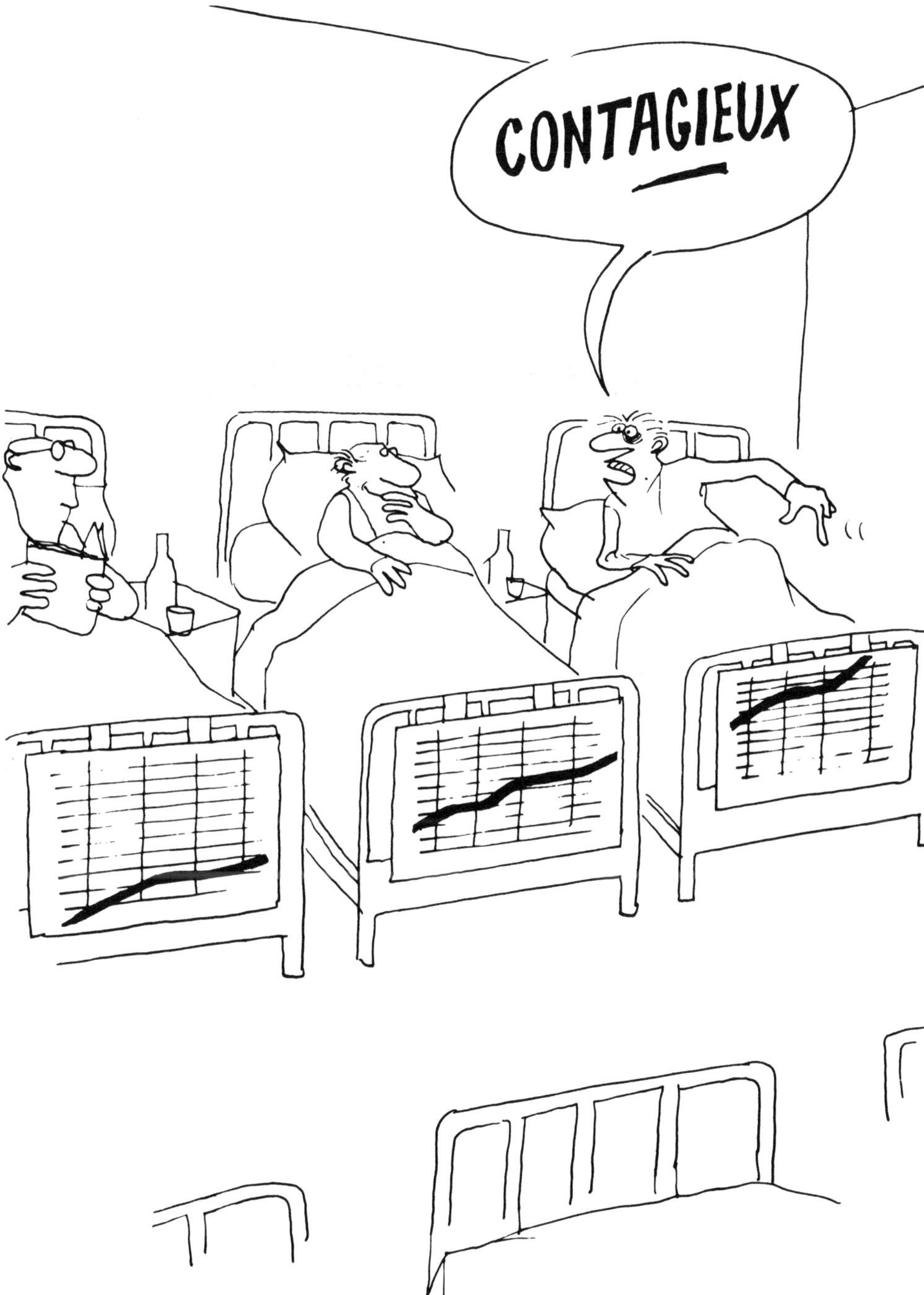
CONTAGIEUX

Centenaire

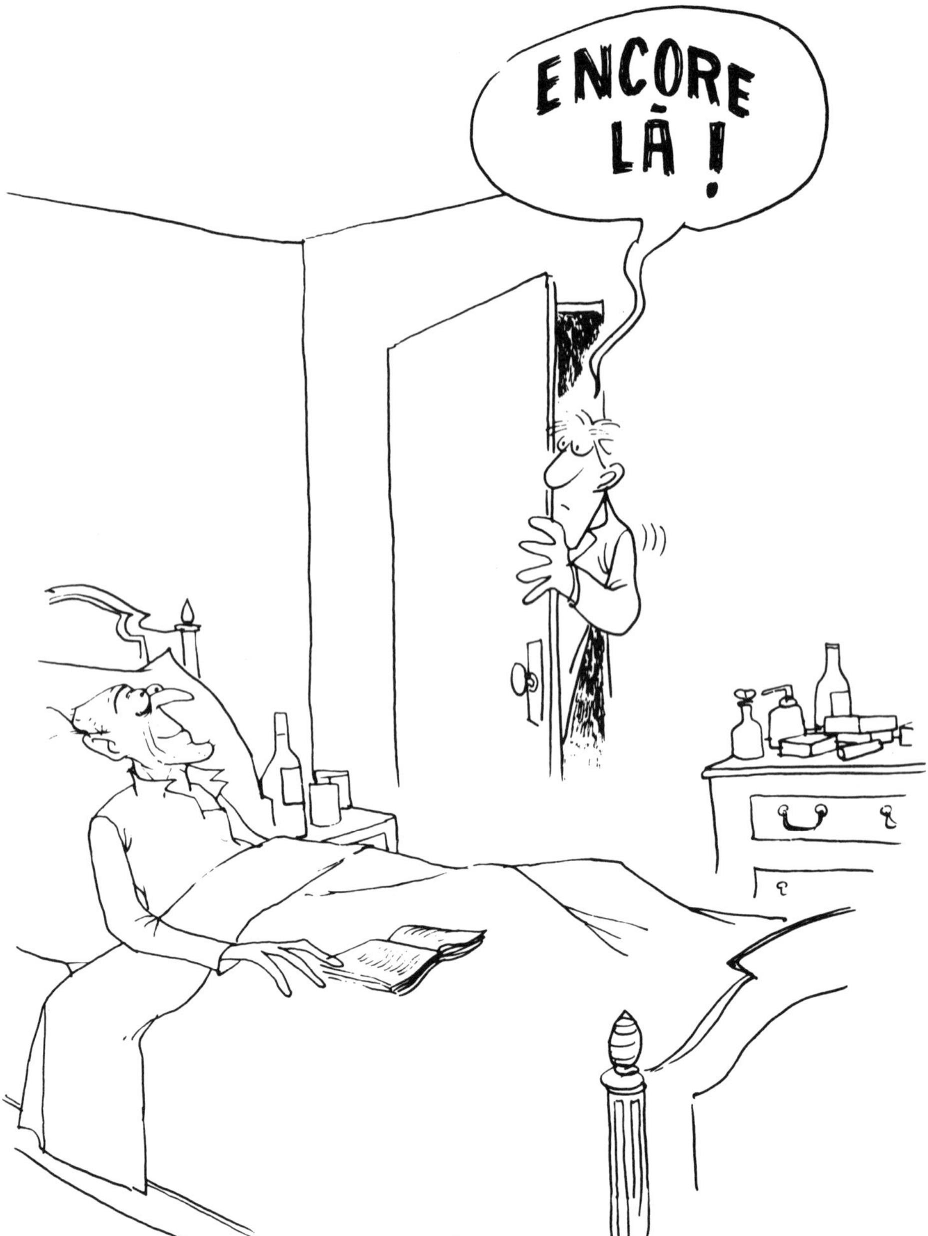

Il se portait comme un charme, mais il ne se passait pas une journée sans qu'il ne trouvât mille occasions de se plaindre et de geindre.

Il vous était impossible d'être enrhumé sans qu'il le soit aussi. Des rhumatismes ? Il en était perclus. Si vous aviez passé une nuit blanche et que vous vous risquiez bêtement à lui en faire part, il s'empressait de vous raconter ses insomnies ; en un mot, il vous rendait la maladie impossible.

Pris dans cet engrenage infernal de la jérémiade, il saisissait au passage toutes les contagions, sans jamais en être atteint, il respirait la santé en aspirant à la maladie.

Aux enterrements, il était toujours au premier rang, chancelant mais présent. Il plaignait la veuve et l'orphelin, mais extériorisait son propre chagrin. « C'est moi, disait-il, qui devrais être à sa place » et chacun se gardait bien de le contredire, sachant hélas ! qu'il ne s'agissait que d'un vœu pieux.

Il traversa ainsi la peste bubonique, le choléra, la grippe espagnole et il survécut aussi à la malaria.

Aujourd'hui il s'est retiré dans une maison de retraite pour centenaires. Il vit des droits d'auteurs de son dernier ouvrage intitulé : « La maladie n'est pas une fin en soi. »

CHANCE

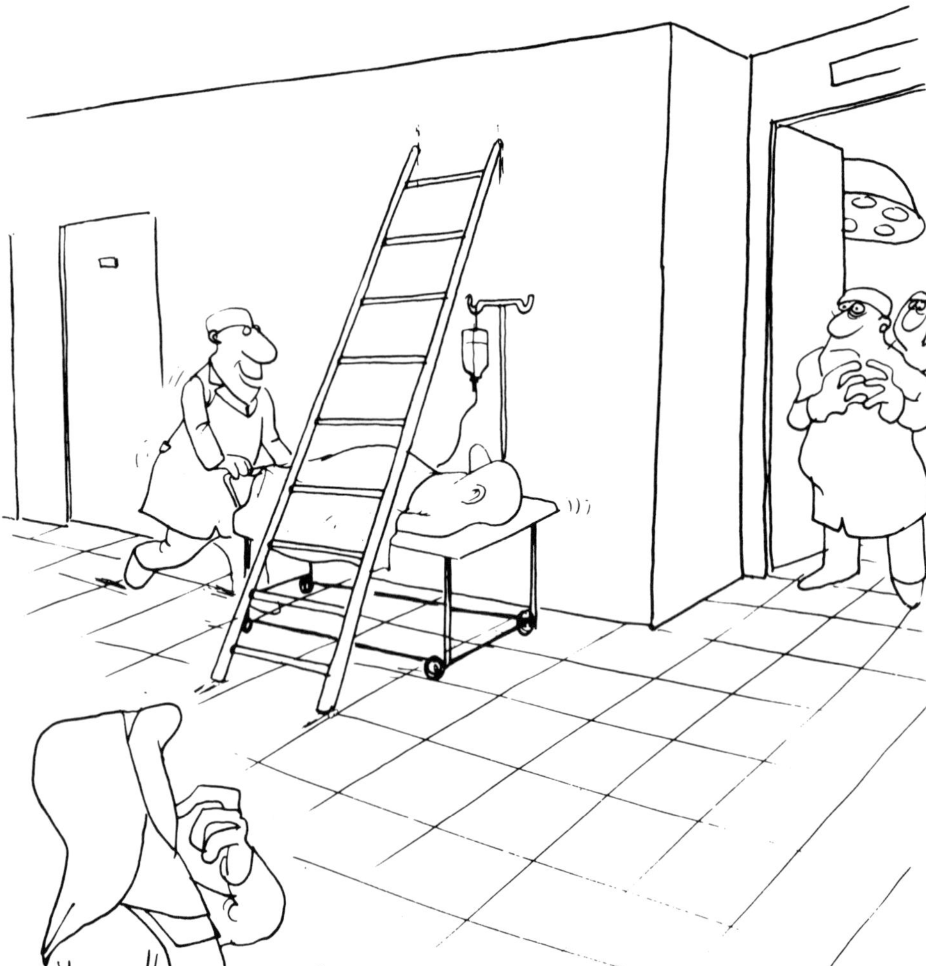

CHECK-UP

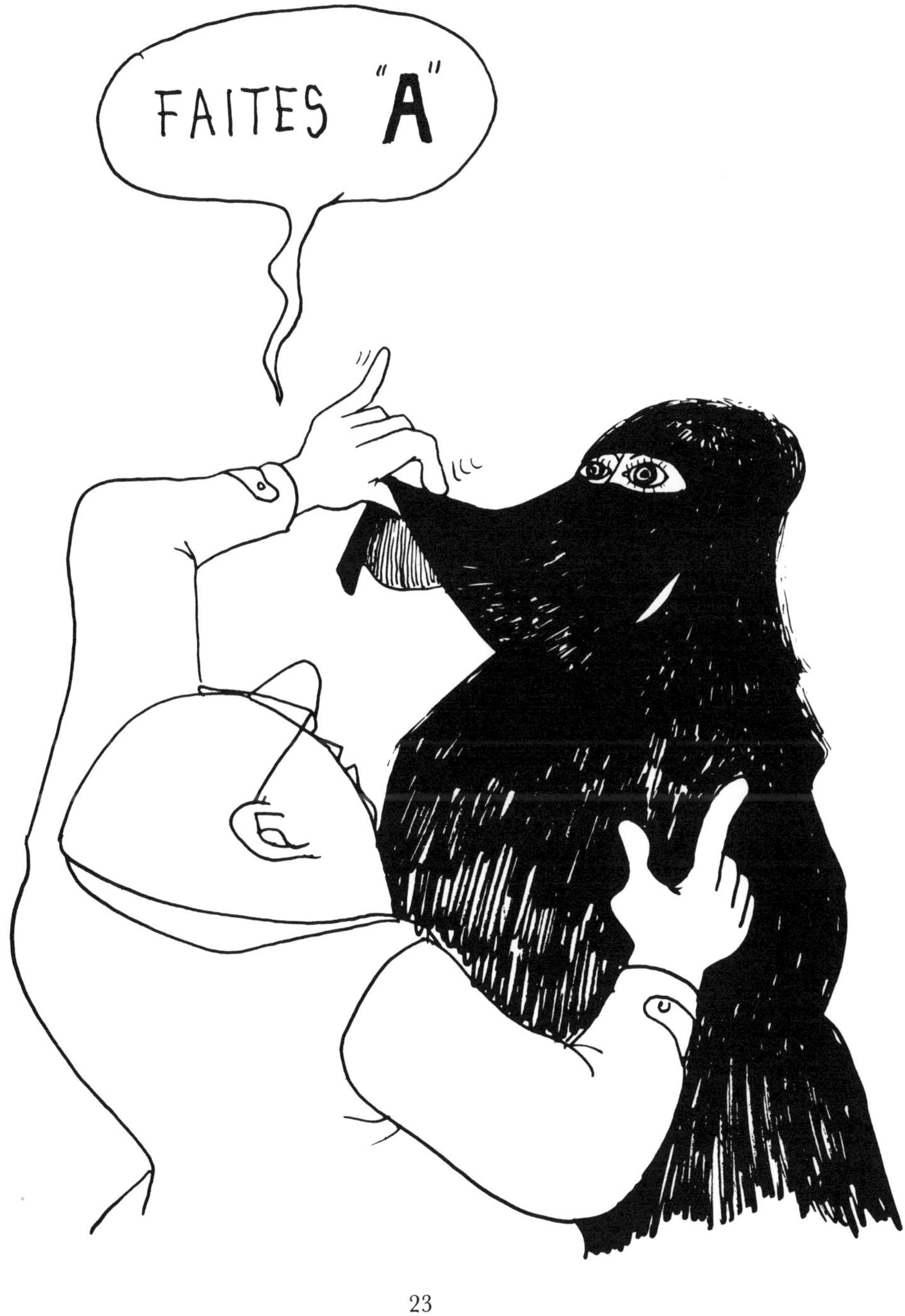

CHIRURGIE

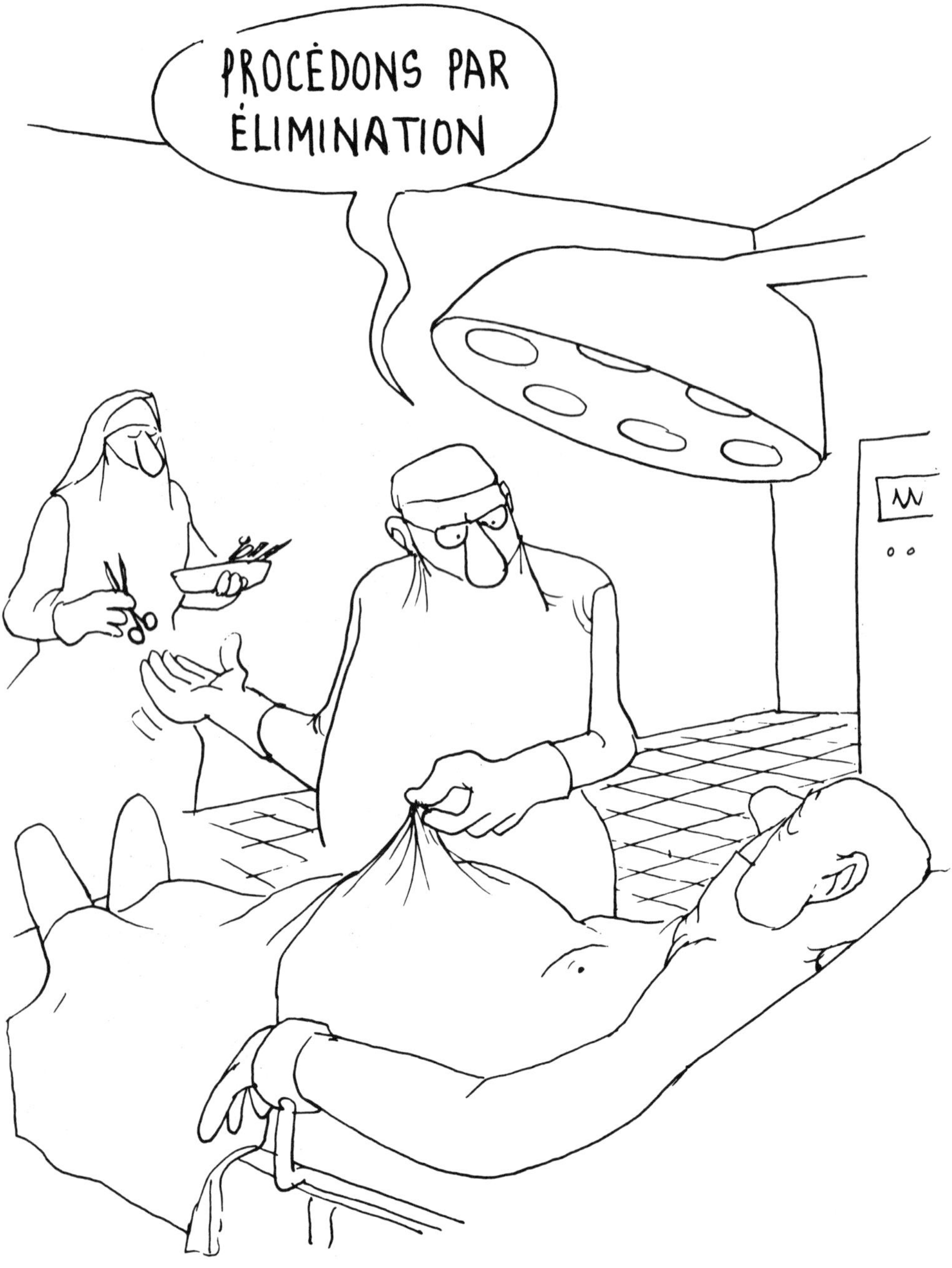

La table d'opération est une table de soustraction. Afin d'agir en toute impunité le chirurgien et ses acolytes opèrent le visage dissimulé derrière des masques. Avant d'intervenir ils ont pris la précaution d'endormir le malade par de vaines promesses c'est pourquoi il est recommandé de numéroter ses abattis avant l'opération.

Au réveil, le chirurgien se présentera le visage à découvert mais rien ne prouve qu'il puisse s'agir du même individu tant qu'il n'aura pas présenté ses honoraires ; certains y mettent des gants.

Si l'intervention a eu lieu par l'opération du Saint-Esprit il faut prévoir les honoraires du Père et du Fils qui ne sont pas compris.

Beaucoup d'opérés doivent une vie heureuse et confortable à leur chirurgien, l'inverse est vrai.

COBAYES

Avons-nous le droit d'utiliser des cobayes humains en laboratoires pour sauver des animaux ? La question mérite d'être posée.

Imaginons qu'une personne qui vous est chère souffre depuis longtemps d'un chat dans la gorge ; faudra-t-il sauver le chat, au risque de perdre l'être cher, ou sacrifier le chat ?

Cette situation cornélienne pourra se retrouver dans le cas du vers solitaire, bien que cet animal d'intérieur ne bénéficie pas des mêmes attentions affectives.

En cas de fracture du métacarpe, faut-il sacrifier la carpe ? Des fourmis dans les jambes entraînent-elles obligatoirement l'amputation ? Et pour un œil de perdrix, faut-il accepter d'être borgne, pour sauver ce gallinacé ?

Soulever ces problèmes, c'est vous mettre la puce à l'oreille.

Dans ce cas, il faut à tout prix sauver l'oreille, pour rester attentif au propos.

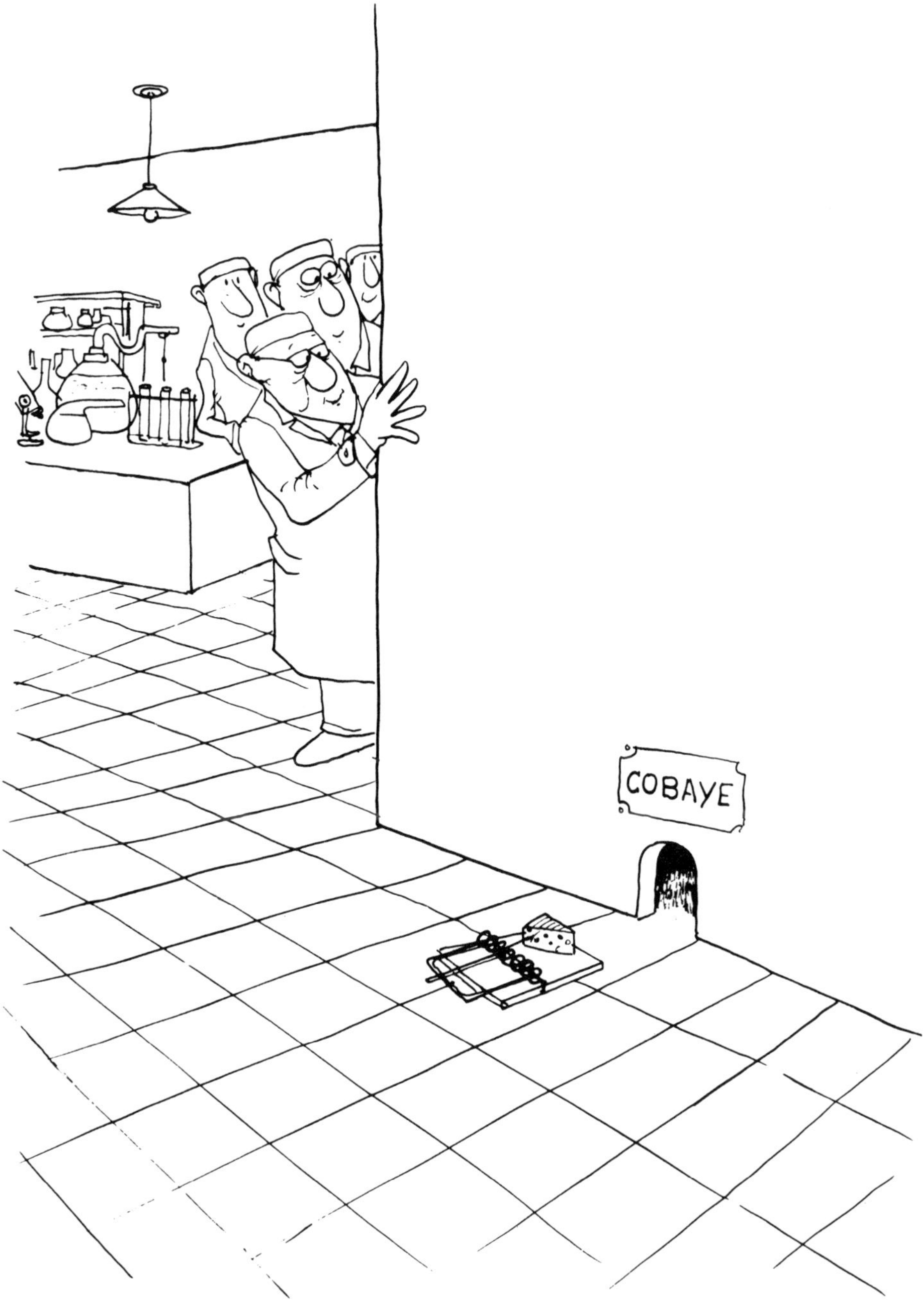
COBAYE

COMPAGNIE

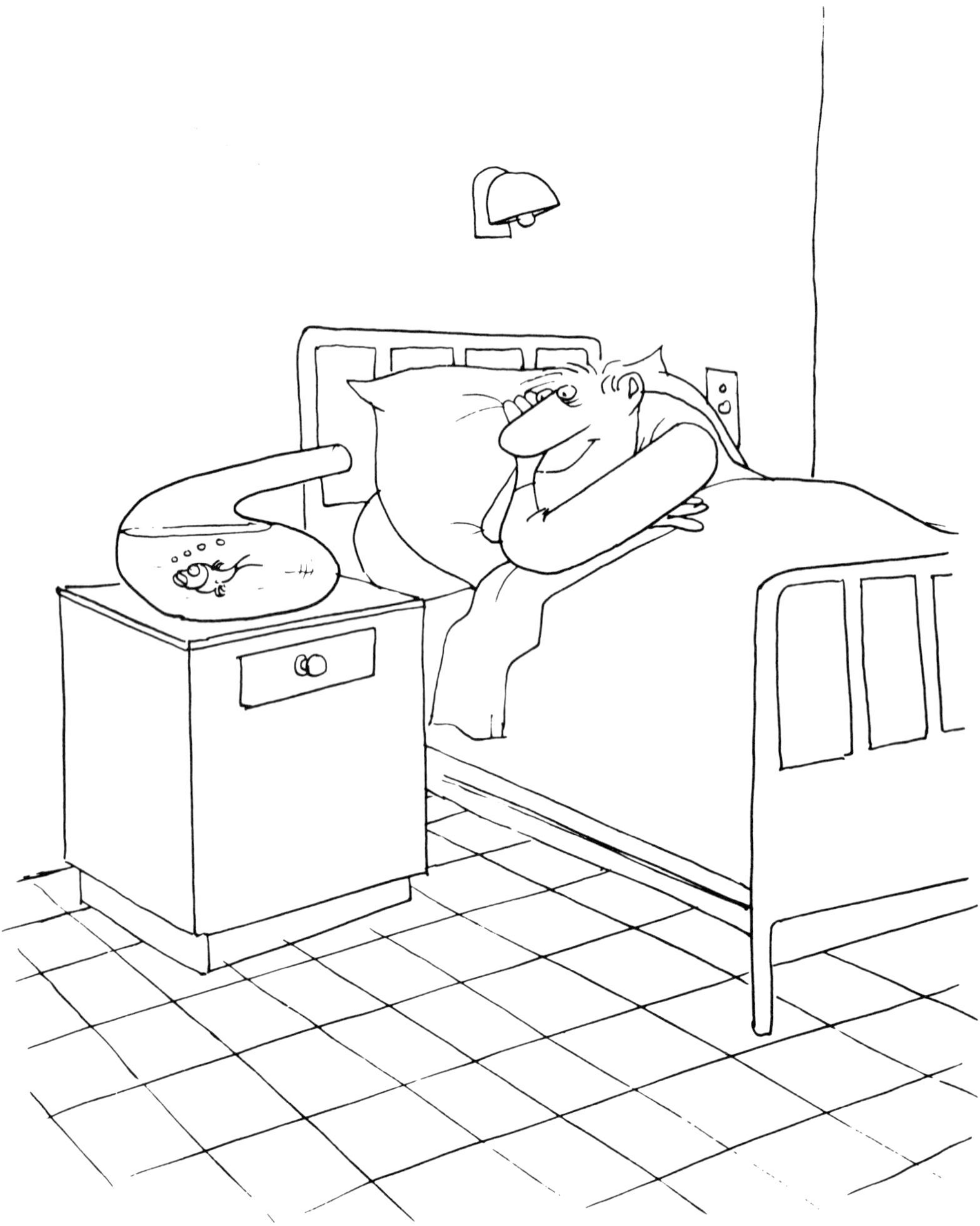

COMPÉTENCE

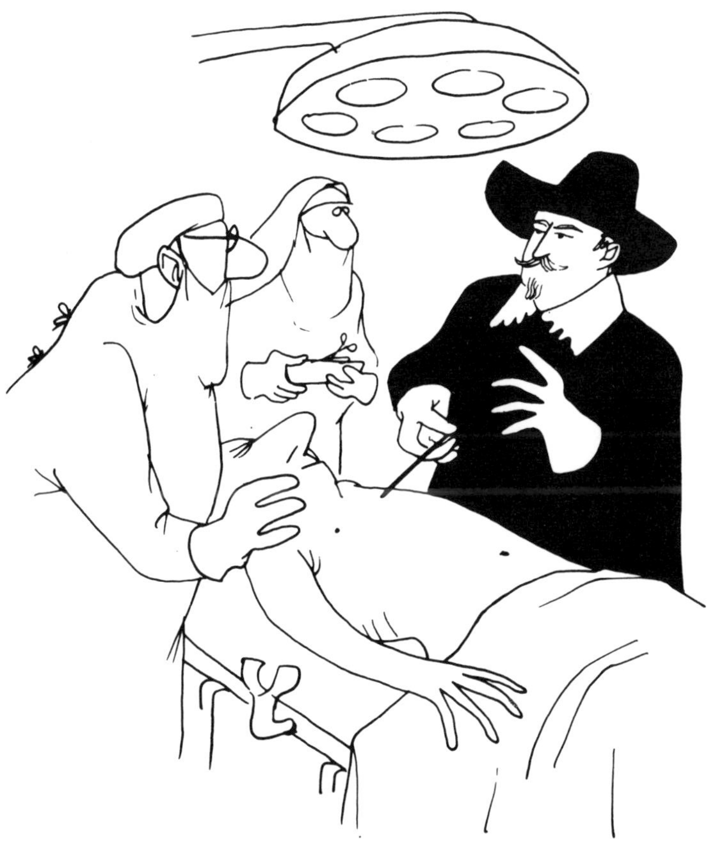

COMPRIMÉ

L'idée même d'avoir à avaler un comprimé produisait chez lui un effet de blocage allant de la glotte au sphincter.

Aussitôt le comprimé déposé sur la langue, il se saisit d'un verre d'eau dont il se remplit le gosier. Le comprimé heureux comme un poisson dans l'eau s'en va de droite et de gauche. Fermant alors les yeux et respirant à fond il avale d'un grand coup de tête en arrière.

Lorsque quelques instants plus tard il reprend goût à la vie, l'eau s'est retirée comme à marée basse sur les côtes normandes, laissant seul, abandonné sur la plage, au bout de la langue, le comprimé que n'a pas emporté la marée.

Vingt fois sur le métier il remettra l'ouvrage, vingt fois la vague déferlera, laissant le comprimé coincé entre deux rochers.

Il est alors venu, le temps de la marée d'équinoxe. La tempête emporte le récalcitrant, entraînant tout sur son passage, étouffement, quinte de toux, étranglement et retour à l'envoyeur.

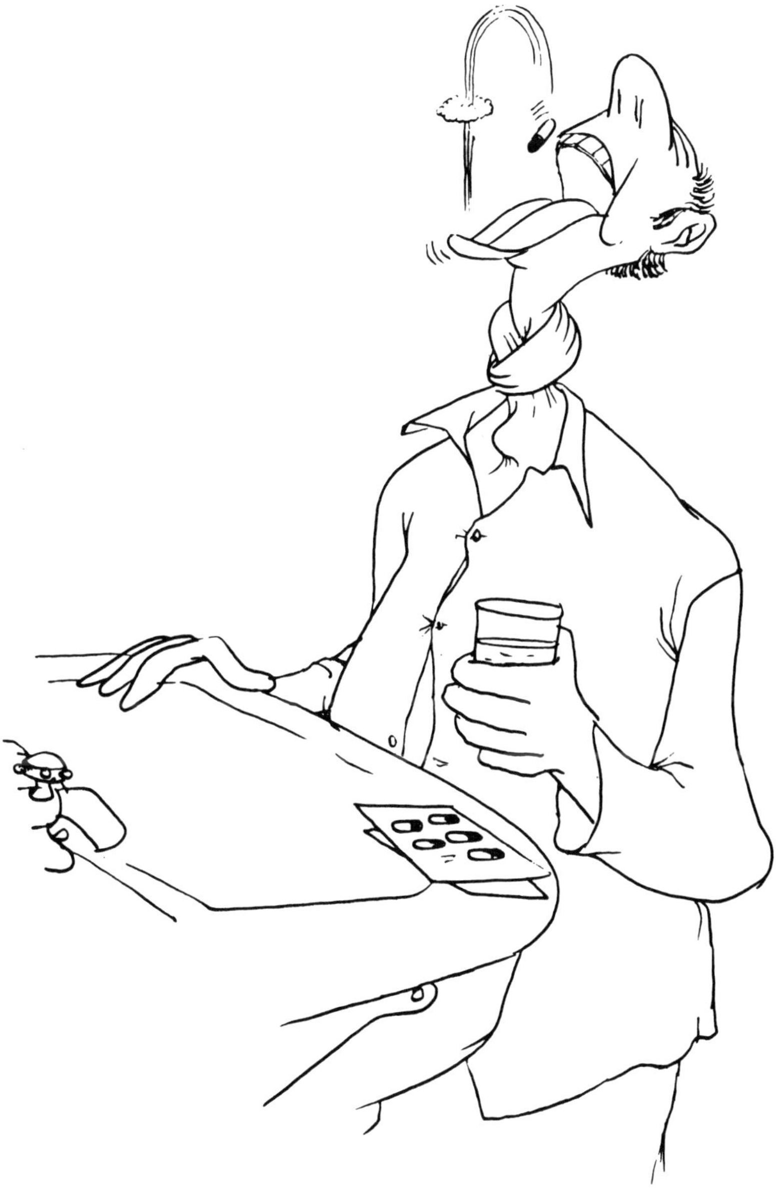

CONSULTATION

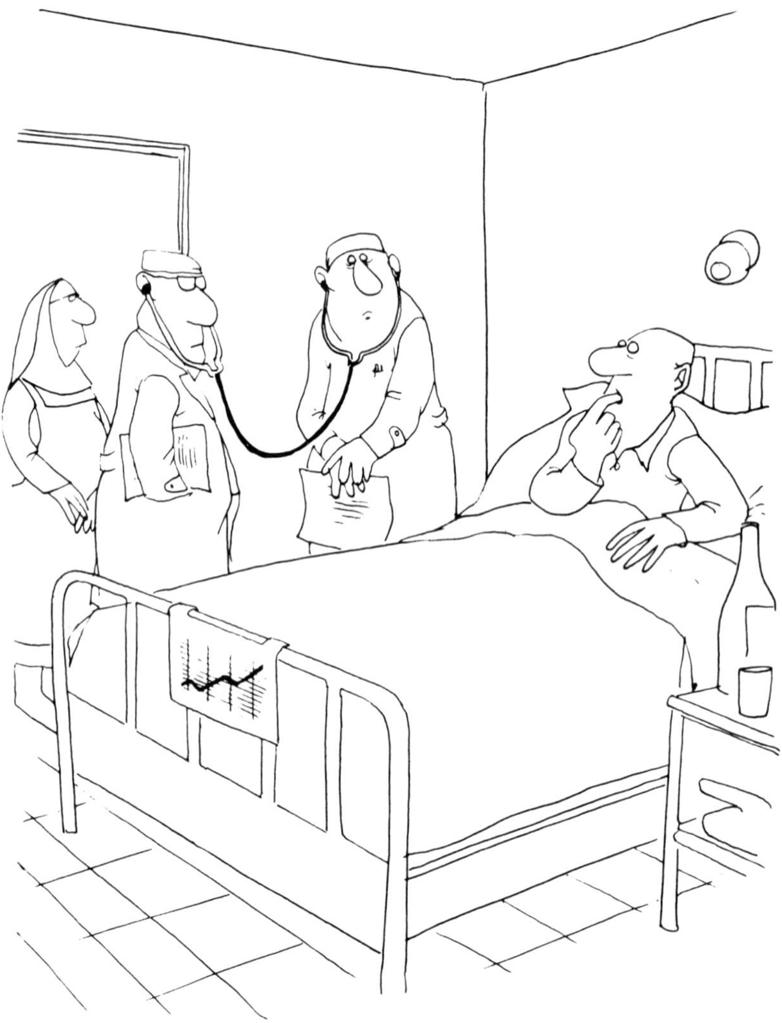

CONVALESCENCE

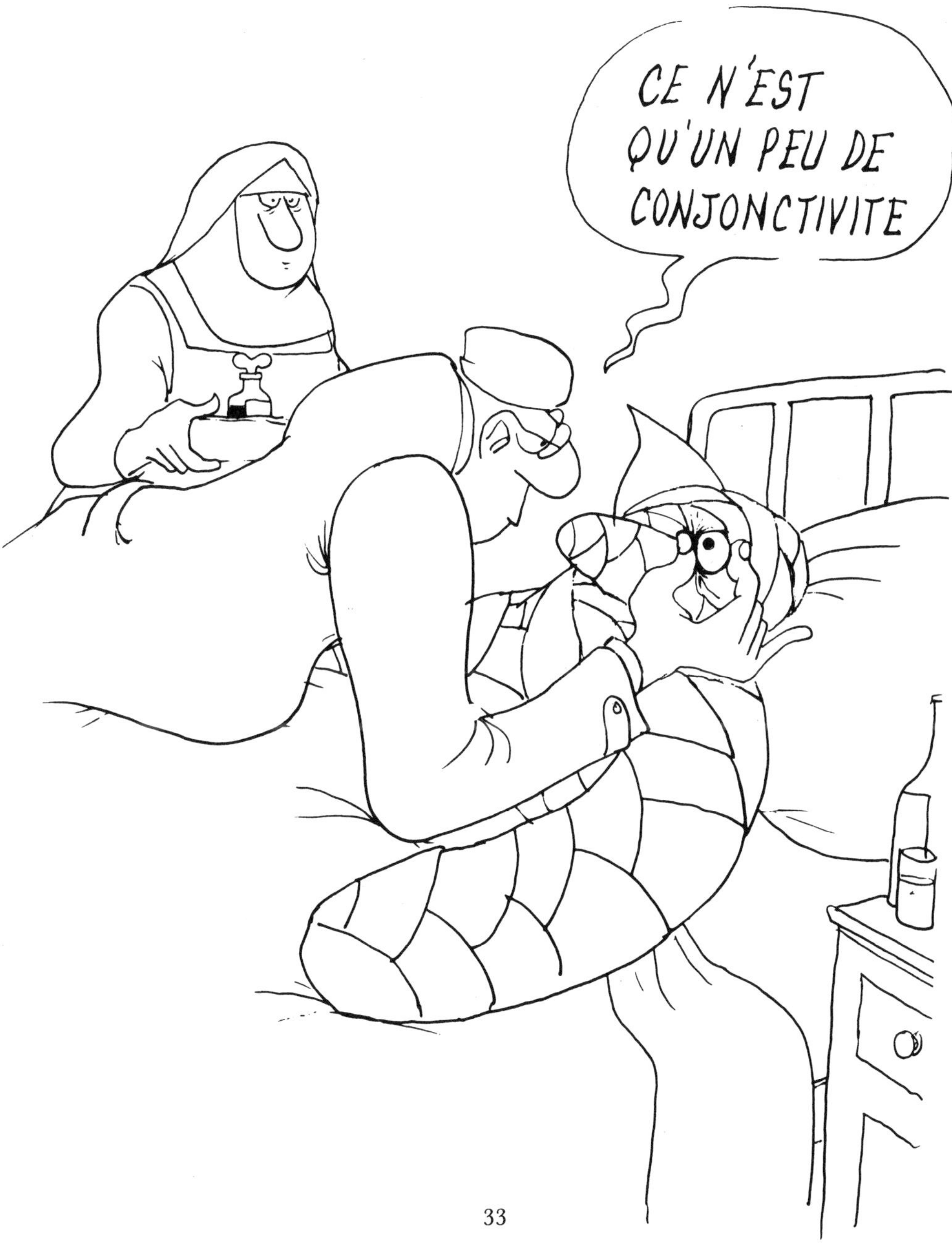

CONVENTIONNÉ

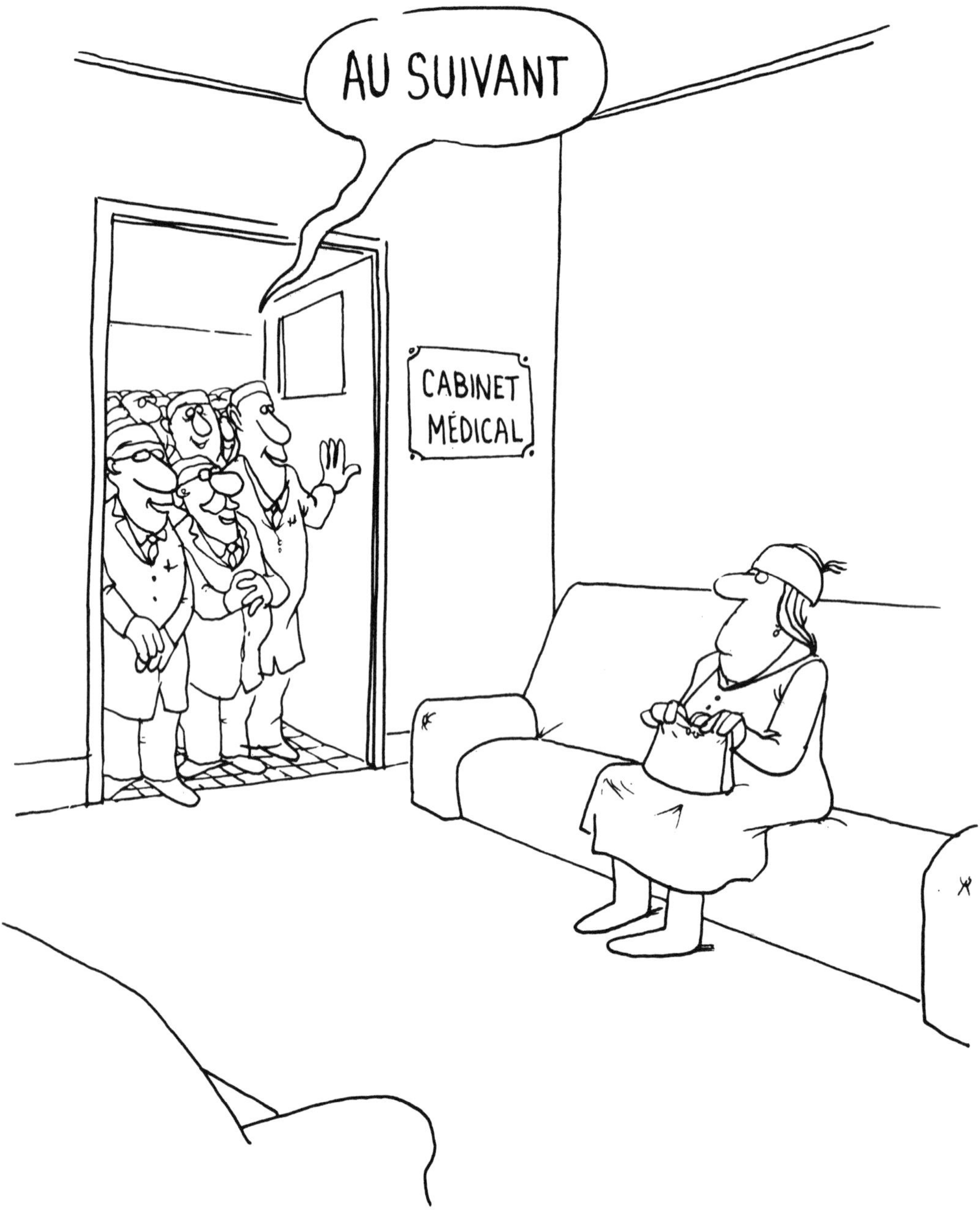

CORYZA

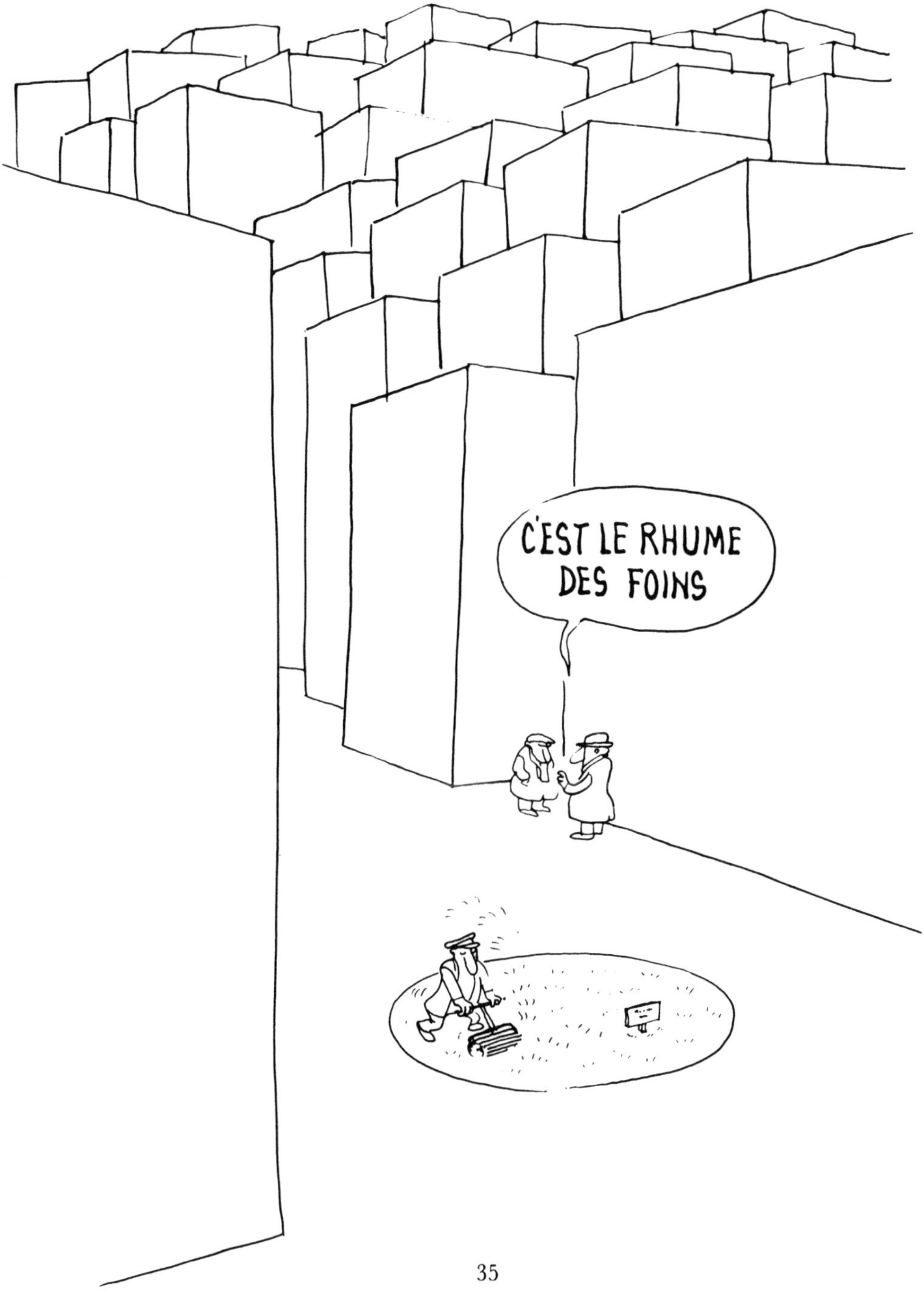

DÉLICATESSES

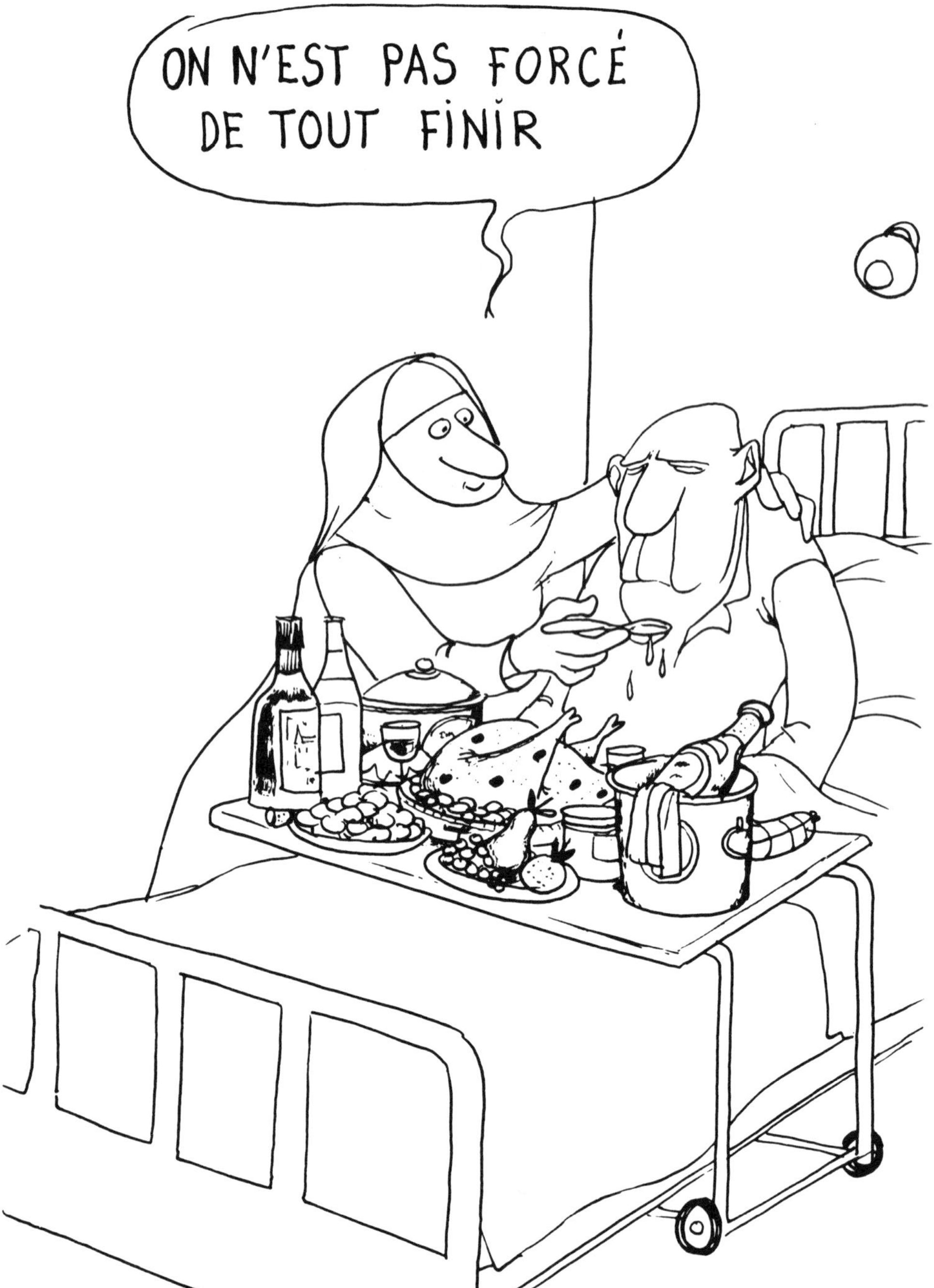

Il peut arriver – et après tout ne vaut-il pas mieux ne s'en prendre qu'à soi-même ? – que l'on éprouve une certaine lassitude à l'approche de sa 95e année.

Une certaine propension à rester au lit, des digestions difficiles et autres petits signes avant-coureurs d'un départ éventuel.

Parmi ces signes, il en est un qui ne trompe pas, c'est l'attitude de votre entourage.

Comment se fait-il, par exemple, que ce gendre qui a su se montrer totalement indifférent pendant une quarantaine d'années, vient aujourd'hui se présenter au pied de votre lit, un petit bouquet de fleurs des champs à la main ? Si, de votre main décharnée, vous lui indiquez le petit et précieux vase de Chine qui se trouve sur la cheminée, il l'empochera aussitôt, croyant à une avance sur hoirie.

Si l'arrière-petite nièce que vous avez rencontrée la dernière fois le jour de son baptême vient, dans la fraîcheur de ses vingt ans, pour constater que vous « n'avez pas une si mauvaise mine que ça, contrairement à ce que certains prétendent », évitez de lui tendre la main où brille votre bague précieuse, un peu large aujourd'hui, et qui pourrait glisser malencontreusement d'un doigt sur un autre.

Si les attentions se multiplient ainsi d'une façon totalement inhabituelle, à ce point que le notaire se soit trouvé dans l'obligation de distribuer des numéros d'ordre pour les visites, alors sachez que vous êtes peut-être plus fatigué que vous ne le pensiez, et qu'il va sans doute se passer quelque chose.

Il faut savoir un jour ne pas décevoir ceux qui vous aiment.

DENTISTE

Lorsque j'ai ouvert la bouche chez mon dentiste, j'ai cru lire dans son regard la satisfaction d'un entrepreneur de travaux publics à qui on aurait proposé un chantier de plusieurs milliards.

À la première séance, il examina l'état du terrain, les zones irrécupérables, les secteurs pouvant être sauvegardés à condition de consolider les soubassements, un vaste projet de rénovation à l'étage supérieur et la possibilité de refaire entièrement la façade.

À la deuxième séance, il me soumit son plan, qui tenait debout ; un bridge à trois voies devait relier les vieux quartiers à la ville nouvelle, et on pourrait sauver ce qu'il appelait le musée, à condition bien sûr de faire quelques sacrifices à des endroits précis, dont il me détermina la présence douloureuse à l'aide de son marteau-piqueur.

Rentré chez moi, je refis mes comptes avec ma femme. En vendant le petit chalet que nous possédions à Val d'Isère, et en mettant son diamant au clou, on pourrait entamer la première tranche des travaux.

Au cours des séances suivantes, mon dentiste fit ce qu'il appelait « place neuve ». C'est dur pour un homme de perdre ses racines ; en promenant ma langue dans ma bouche, je ne retrouvais plus mon chemin. Le quartier des molaires était devenu un terrain vague sur lequel se dressèrent, par la suite, des baraquements provisoires.

Durant cette période, mes repas commencaient toujours par cet avertissement : « Attention : entrée de chantier. »

Purée !

La première tranche des travaux prit du retard à cause d'un affaissement de gencive. Entre-temps, mon dentiste s'était acheté une Mercedes neuve.

Nous dûmes utiliser notre crédit « épargne-logement » pour poursuivre l'aménagement. Je choisis sur maquette la couleur des façades, la qualité de l'émail et la race de mes canines.

J'allais sur le chantier une fois par semaine. Les travaux maintenant allaient bon train, après que l'on eut expulsé des squatters qui avaient illégalement occupé une dent creuse.

L'ensemble fut terminé à la date prévue.

J'ai croqué toutes nos économies, mais aujourd'hui je mords la vie à pleines dents.

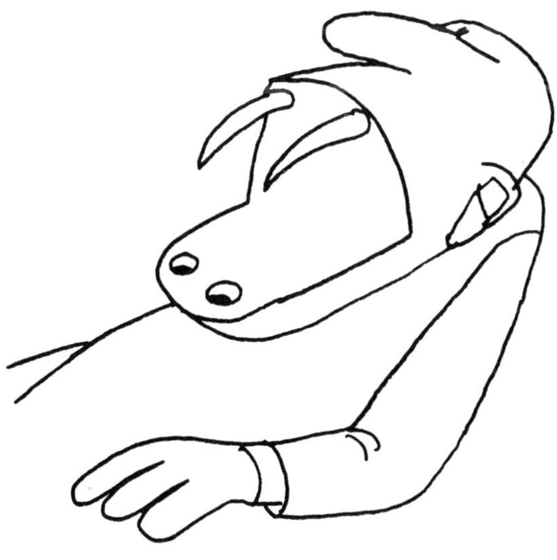

DÉPENDANCE

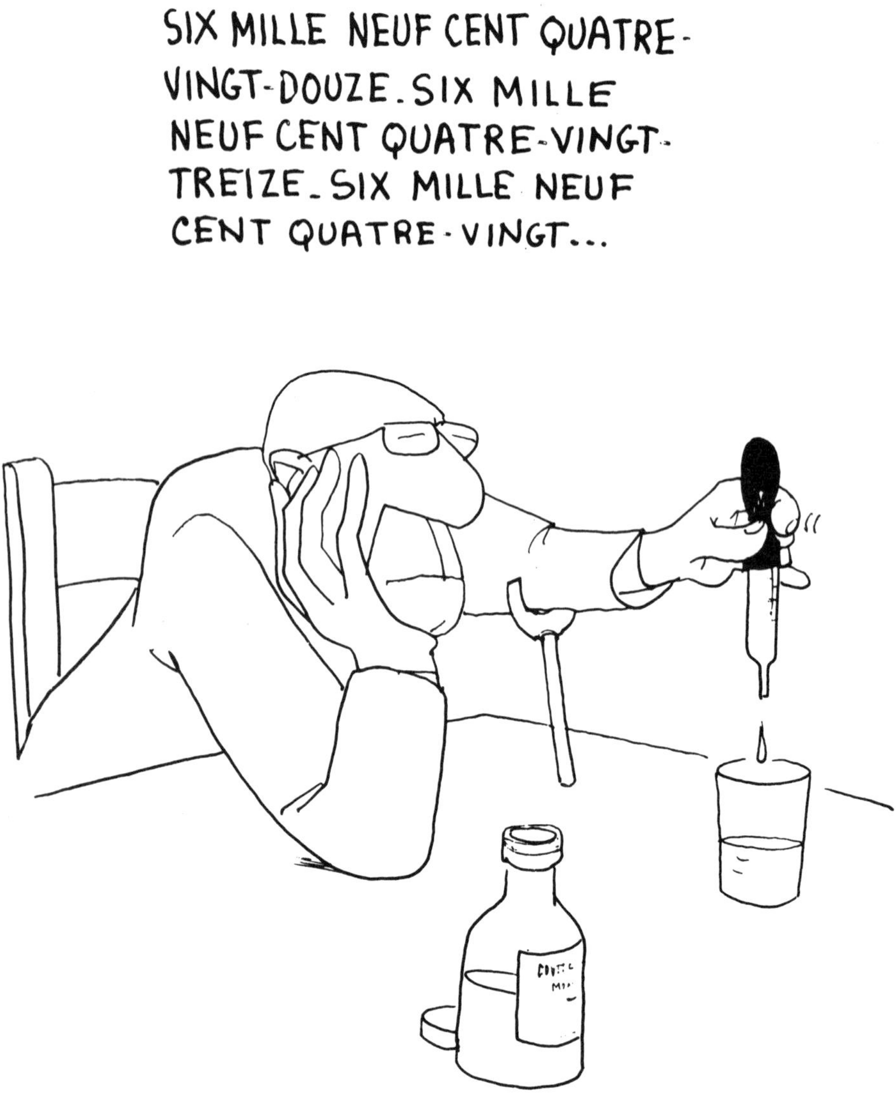
SIX MILLE NEUF CENT QUATRE-VINGT-DOUZE. SIX MILLE NEUF CENT QUATRE-VINGT-TREIZE. SIX MILLE NEUF CENT QUATRE-VINGT...

DÉPRESSION

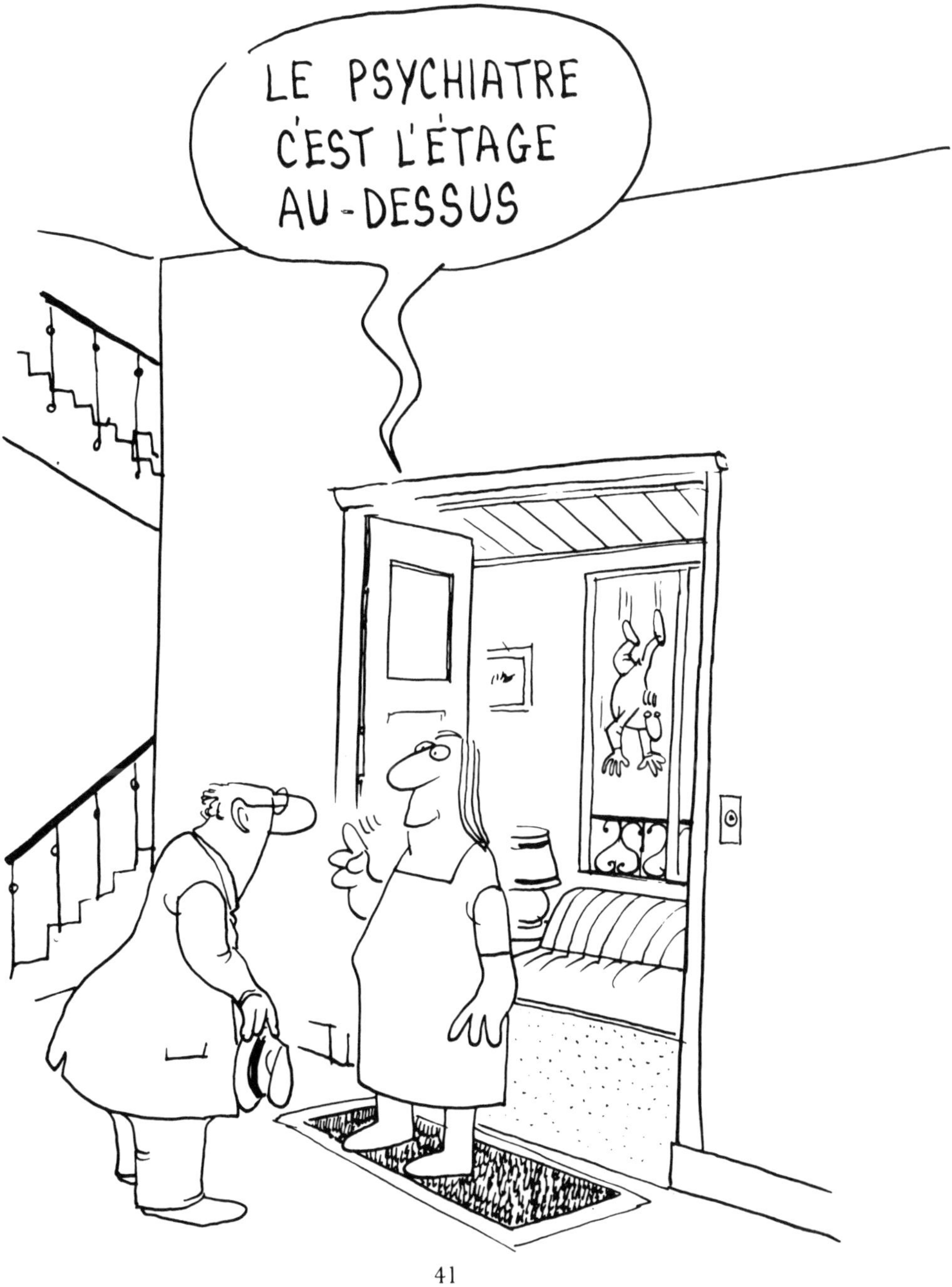

DÉSHABILLEZ-VOUS

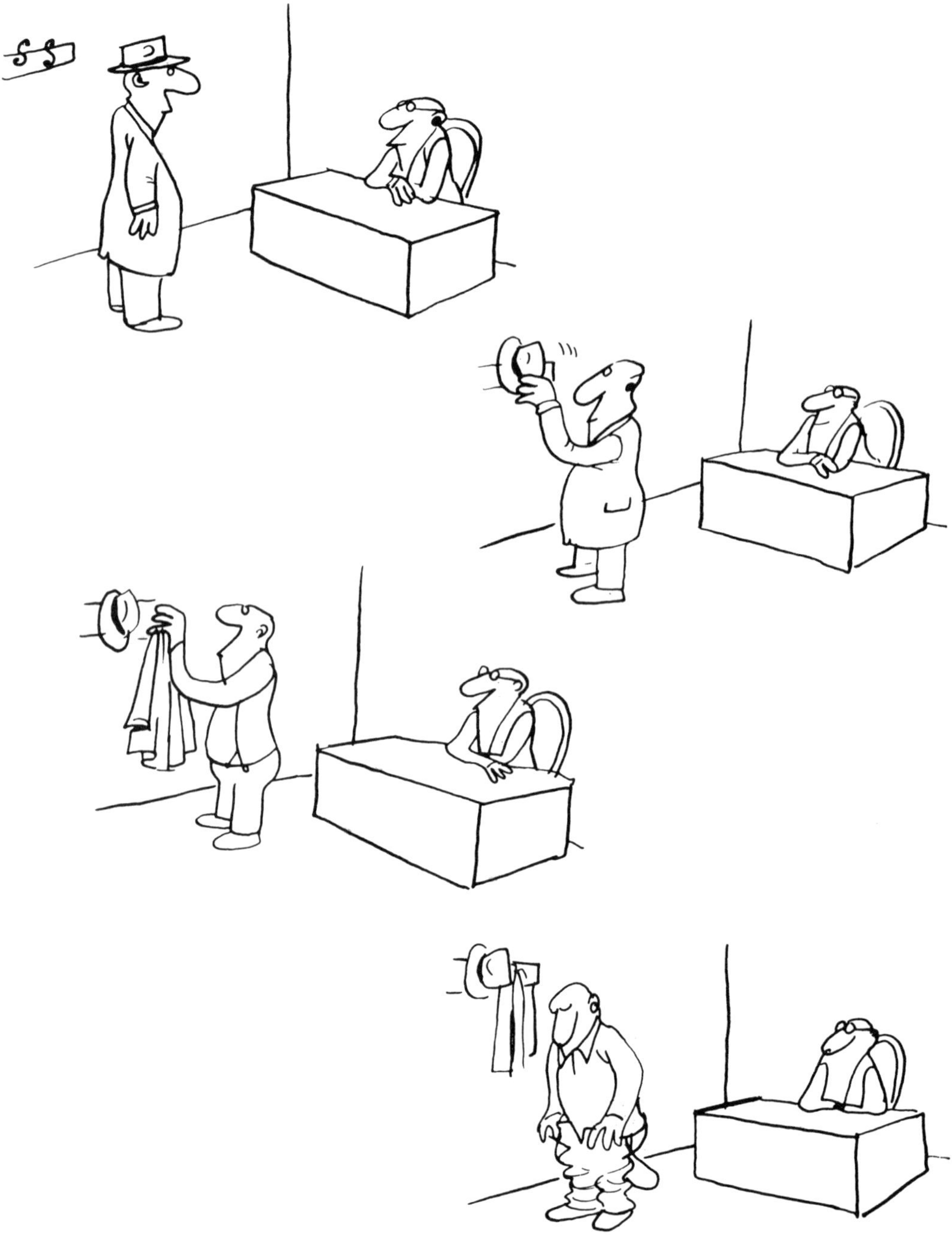

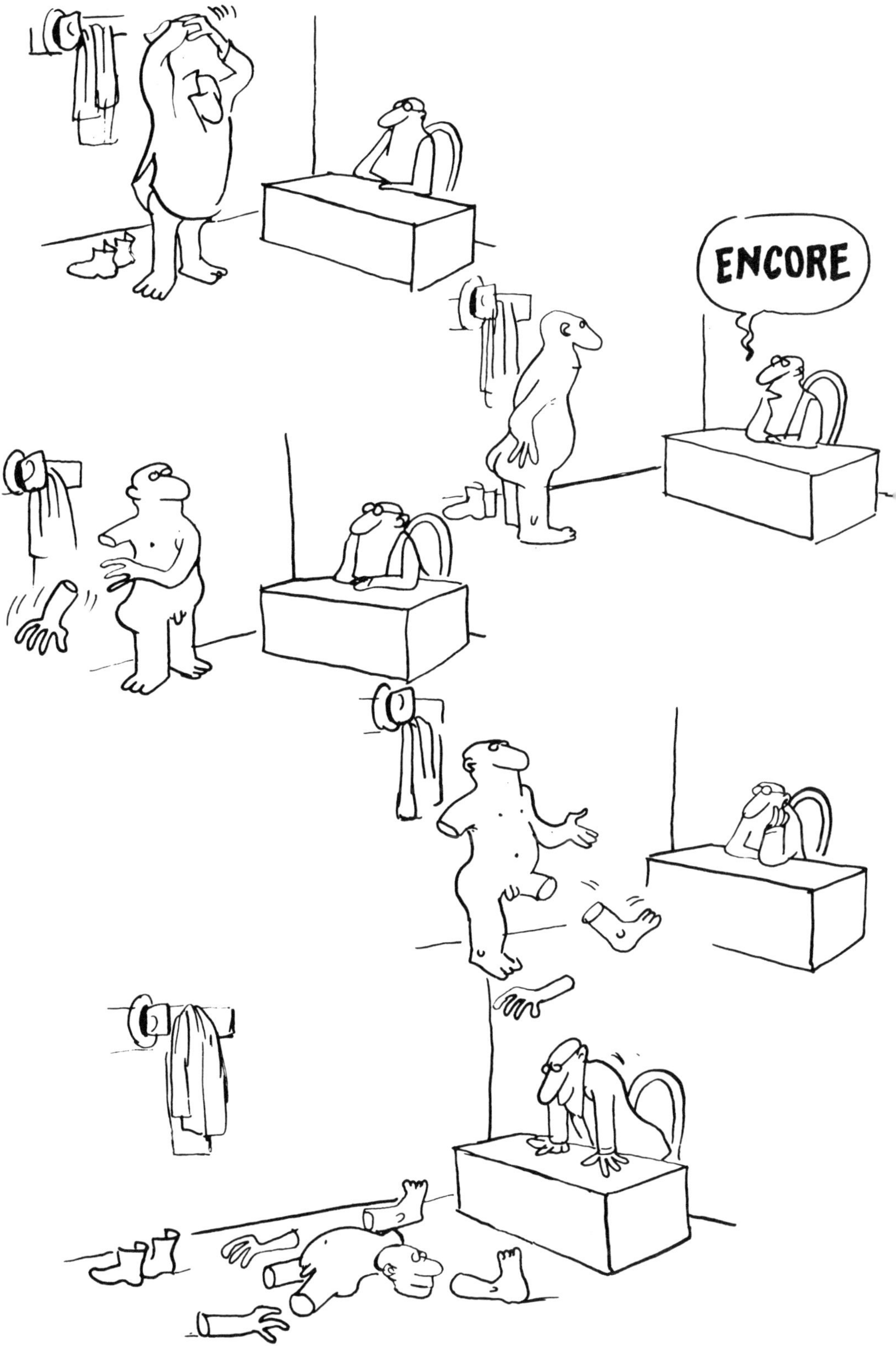
ENCORE

DIAGNOSTIC

Face au médecin à qui vous avez demandé une consultation, il est maladroit de répondre à sa première question par une réponse qui semblerait à première vue être plutôt de son ressort.

– Alors que ressentez-vous ?

– Il me semble, docteur, qu'il s'agit d'une rhinopharyngite, une sorte d'atteinte inflammatoire de la muqueuse rhinopharyngée avec des signes évoquant une complication ou laissant la possibilité d'une autre maladie : écoulement nasal purulent, douleur aiguë ou écoulement de l'oreille, toux rauque, gêne respiratoire, refus alimentaire, torticolis et apparition de ganglions douloureux au niveau du cou, je me déconseillerais les antibiotiques qui ne pourraient agir que sur une infection bactérienne et non sur le virus.

Contentez-vous de répondre « je tousse et j'ai le nez qui coule », il fera le reste, il est là pour ça.

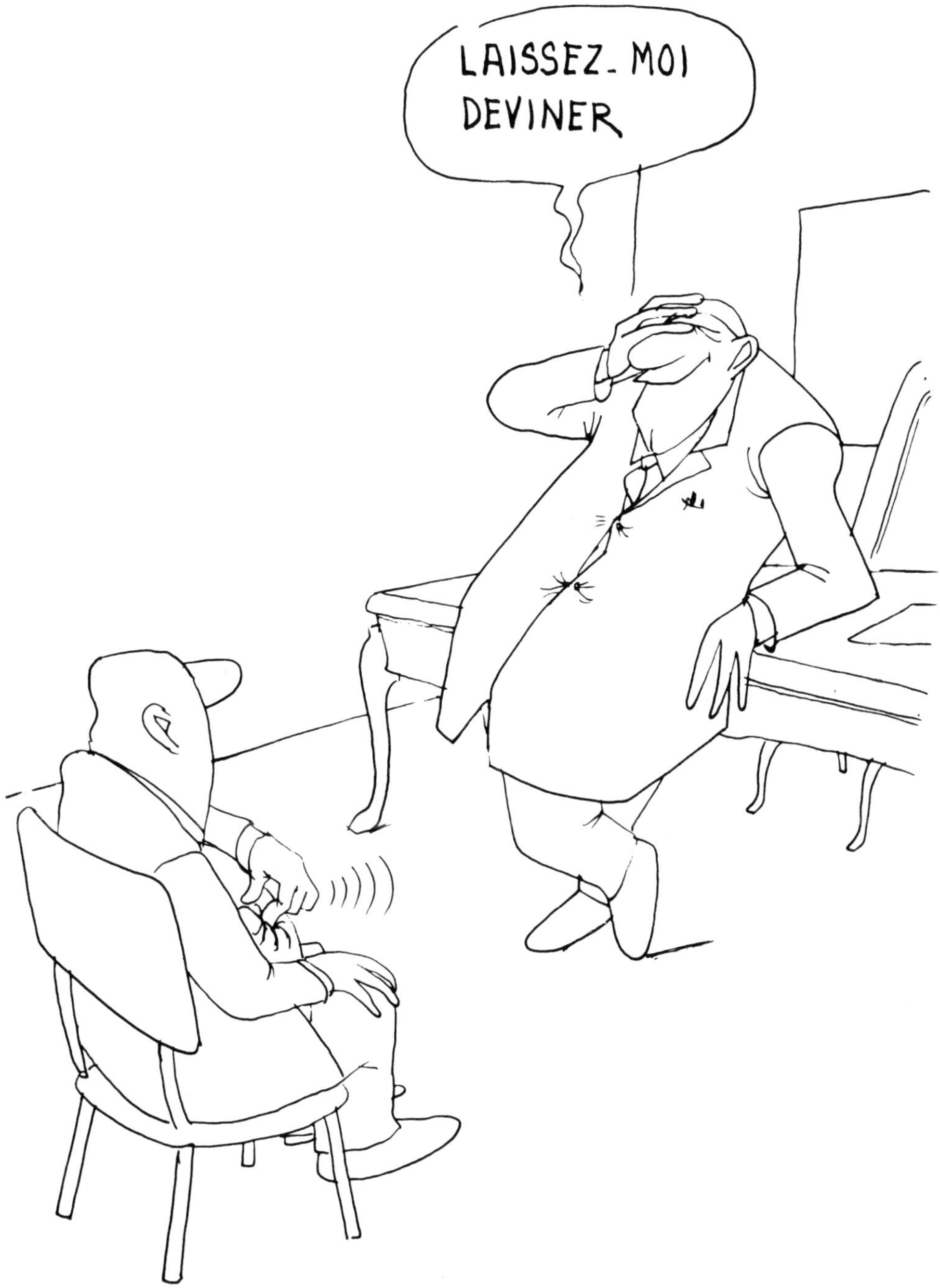
LAISSEZ-MOI DEVINER

DISCRÉTION

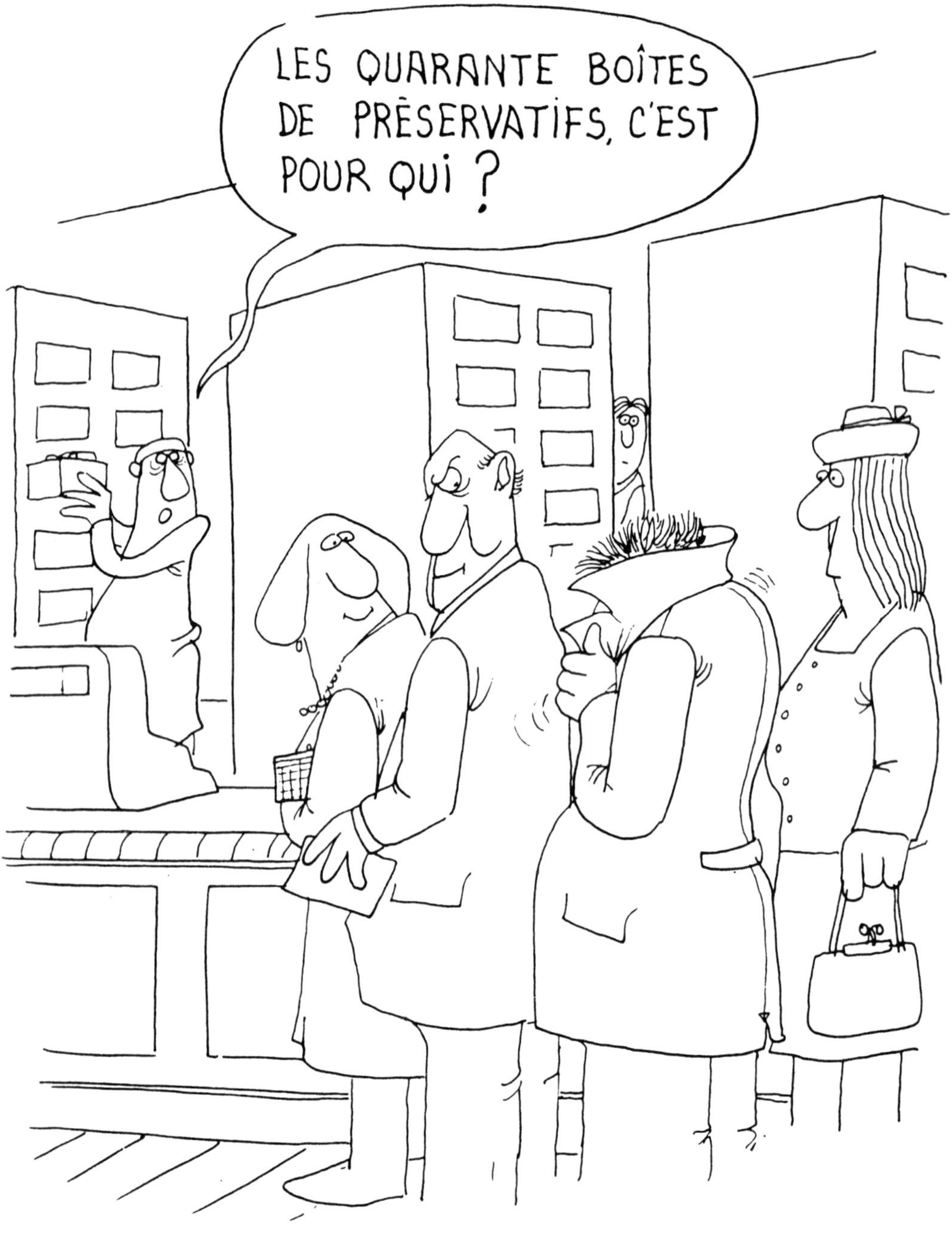

DISTRACTION

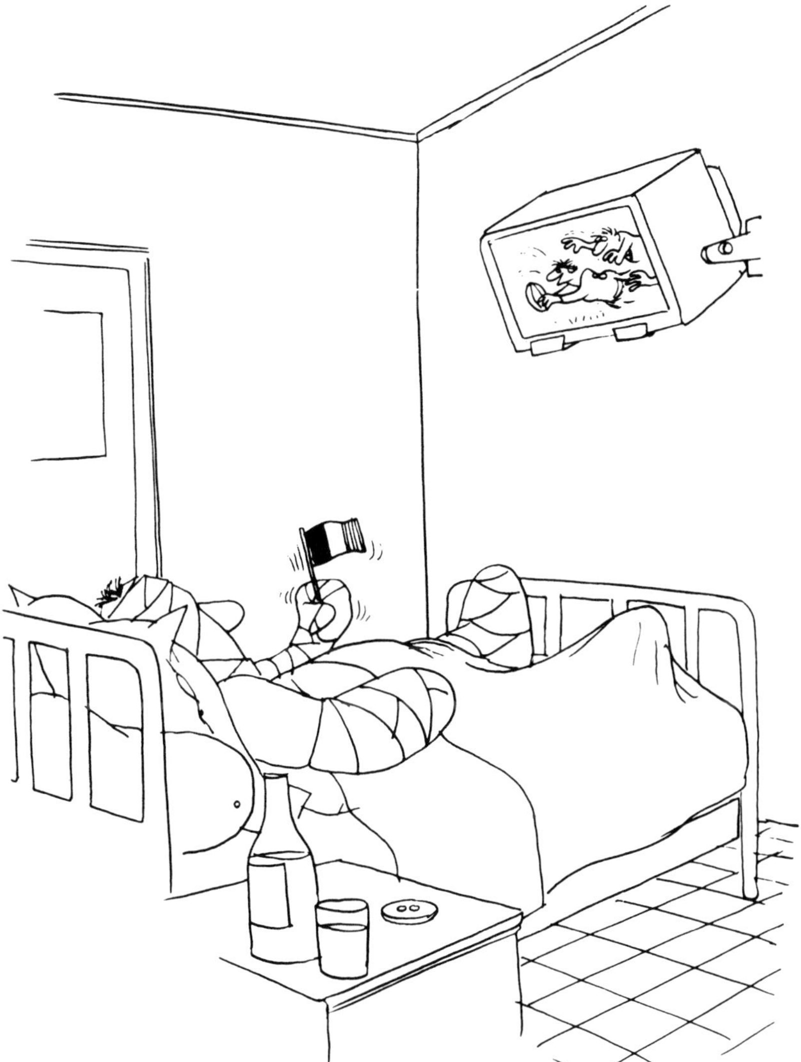

ECHANTILLON

Une analyse (d'urine) ne doit pas poser de problème. La quantité nécessaire étant limitée, il est parfaitement inutile de faires des réserves avant l'examen.

Le surplus serait du gaspillage ; d'ailleurs le flacon mis à votre disposition détermine la dose nécessaire.

Il est préférable de ne pas se livrer soi-même à l'analyse et de laisser au médecin le soin de constater si le liquide a de la cuisse, une belle robe. Certaines années sont meilleures que d'autres.

Enfin, il est inutile de vouloir se constituer une bonne cave.

Les flacons sont consignés.

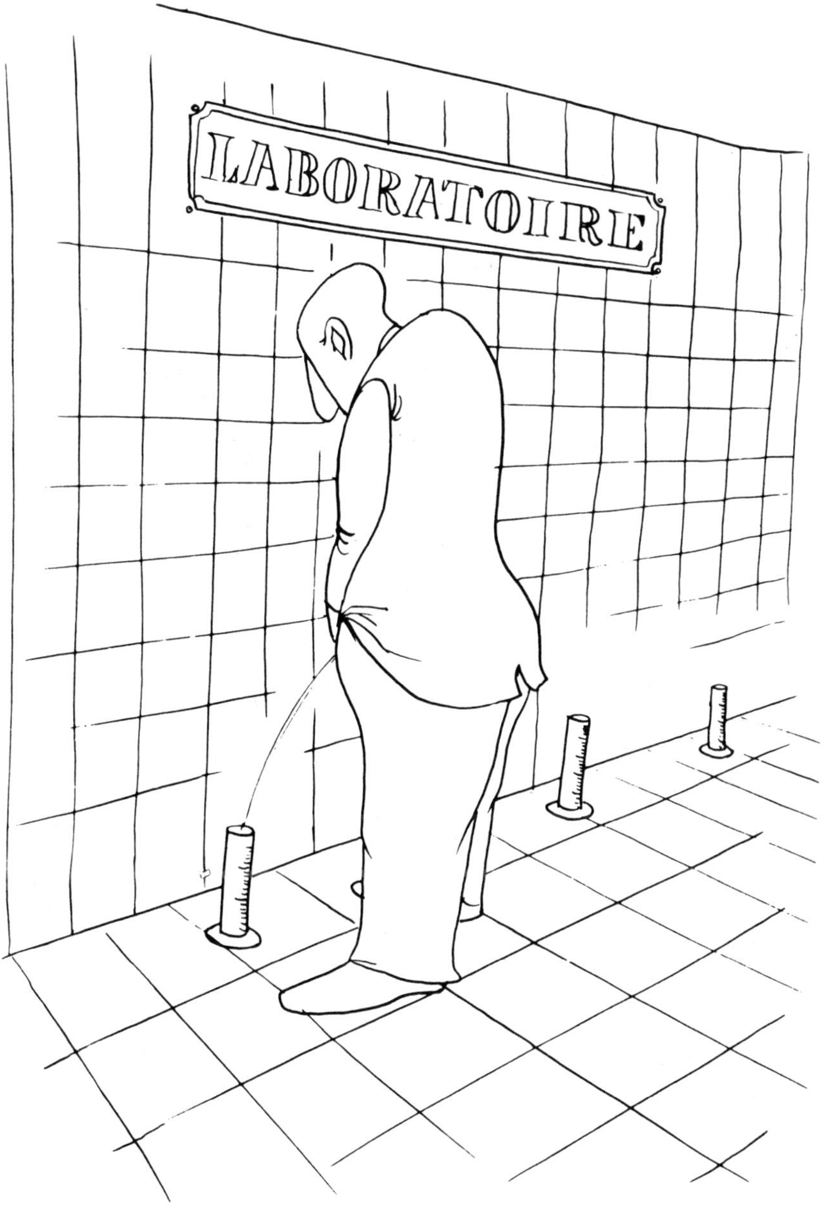
LABORATOIRE

EMISSION MÉDICALE

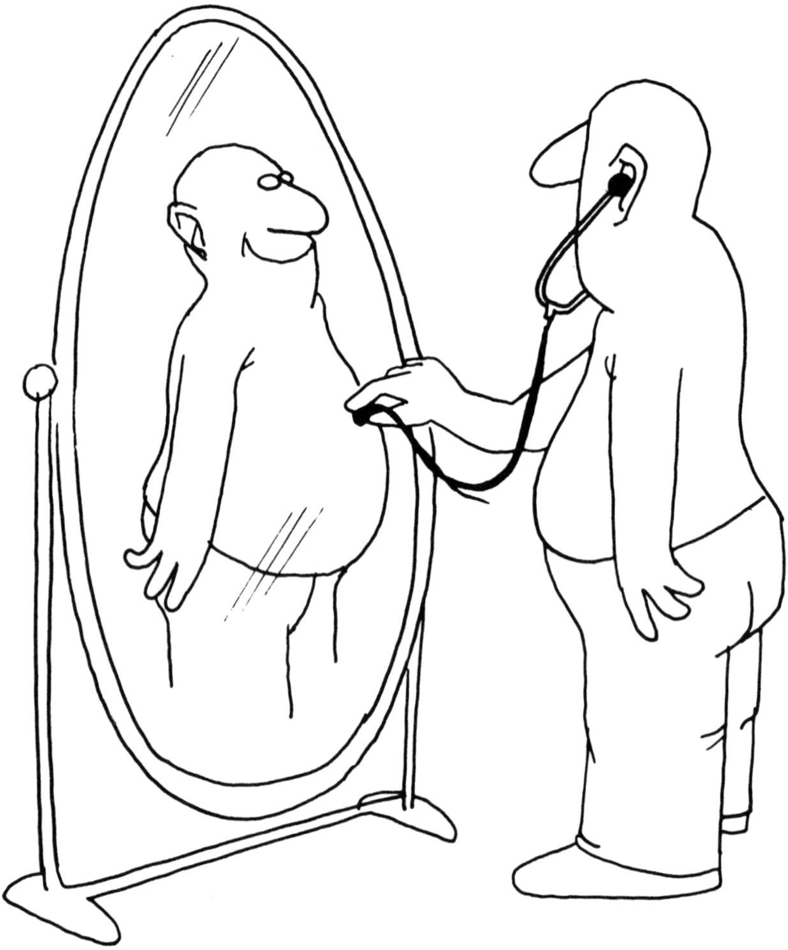

Après avoir suivi avec attention l'émission médicale du mardi soir, je me suis couché avec l'impression d'un certain malaise.

Il fallait bien regarder les choses en face, j'avais tout et je ne le savais pas.

Ce sentiment de fatigue après avoir fait quatre sets au tennis, cette digestion difficile après le repas des anciens du lycée, cette nuque raide après avoir fêté l'arrivée du vin nouveau, tout cela était mauvais signe et les médecins présents sur le plateau de télévision m'avaient brutalement ouvert les yeux. J'avais quelque chose, j'hésitais entre un début de cancer, un rétrécissement de l'artère coronaire, des calculs, le diabète, une méningite, la tuberculose ou tout bêtement le sida.

Le premier moment d'émotion passé, j'ai tenté de me faire une raison. Après tout n'avais-je pas déjà bien vécu ? Je me devais de finir en beauté, et puisqu'il faut bien mourir cela serait fait et ce serait une bonne chose de faite et je pourrais passer à un autre exercice.

C'est fou ce qu'un bon raisonnement peut apaiser les esprits. Je fis une petite dernière prière et tombai dans un profond sommeil.

Quelle ne fut pas ma surprise le lendemain matin de me retrouver bien vivant.

J'ai écrit au producteur de l'émission pour exprimer mon indignation. Ma protestation est restée lettre morte.

ESCALIER

C'est curieux, hier je montais ces marches quatre à quatre, et aujourd'hui j'éprouve comme une difficulté.

Ils ont dû modifier l'escalier pendant la nuit. Il faudra que j'en parle au gérant. Je trouve qu'il en prend bien à son aise pour entreprendre ainsi des travaux sans l'avis des copropriétaires, surtout qu'il y a déjà soixante-cinq ans que j'habite ici, et sans me vanter, je crois bien être parmi les plus anciens, sinon le plus ancien.

Je trouve qu'on aurait pu me demander mon avis avant d'entreprendre ces modifications, mais vous savez comme sont les jeunes aujourd'hui, ils ne respectent plus les anciens.

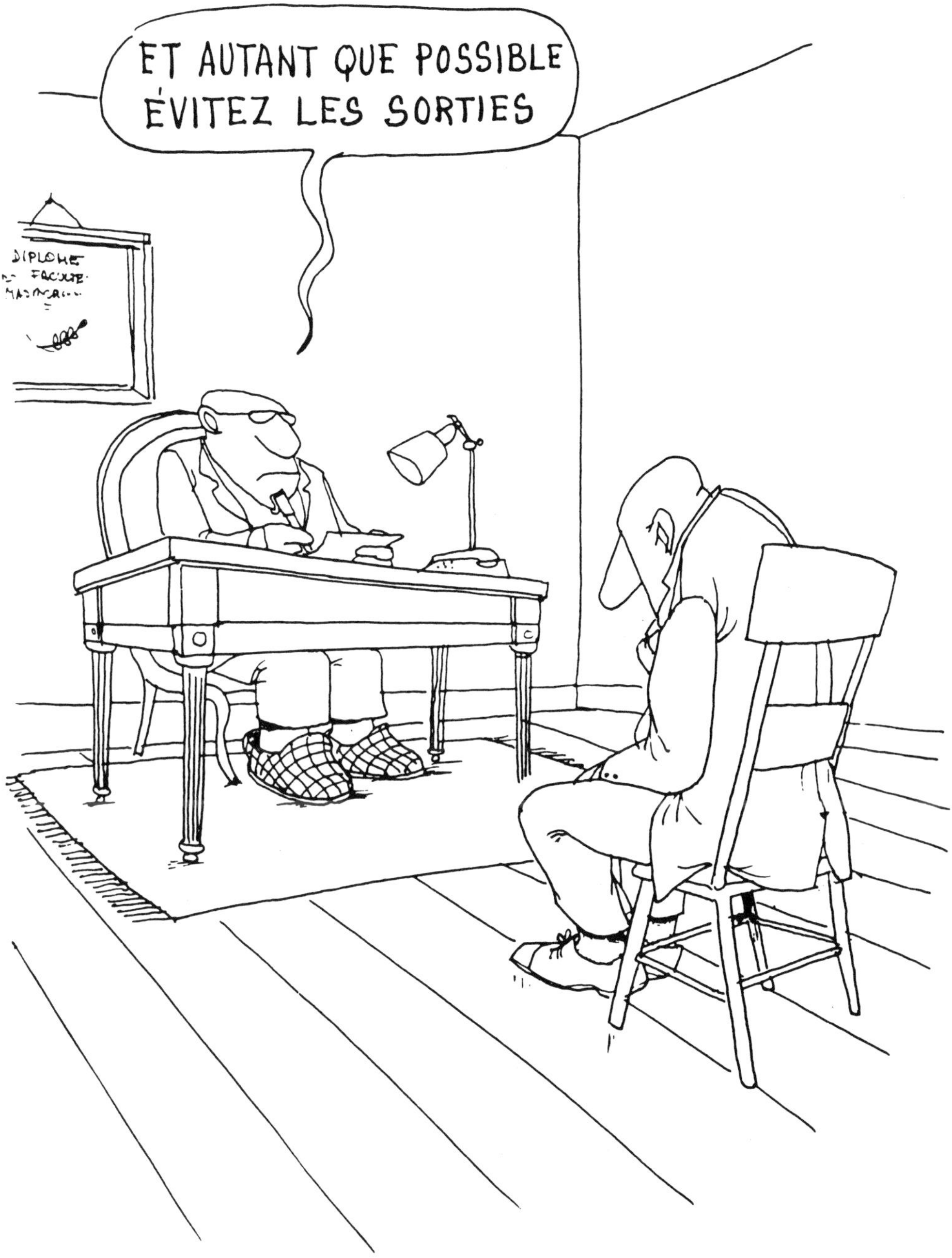
ET AUTANT QUE POSSIBLE
ÉVITEZ LES SORTIES
DIPLOME

ESPÉRANCE

Âme, ma sœur âme,
ne vois-tu rien venir ?

Comme le temps passe
quand il est éternel.
Il y a des limites
qui dépassent l'imagination.

Quand on y pense...
la vie éternelle
c'est tellement étonnant
qu'on n'en revient pas.

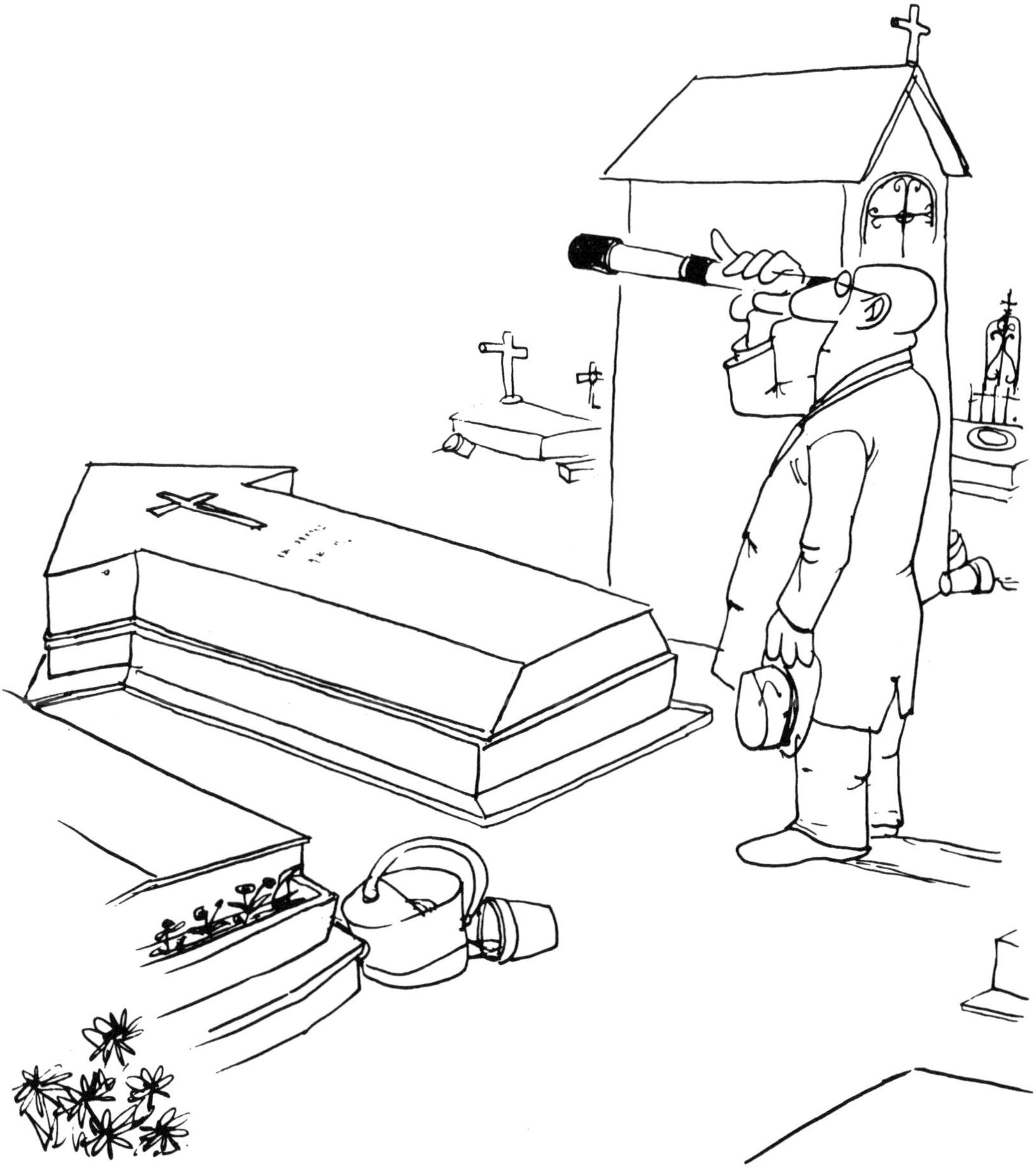

EXCÈS

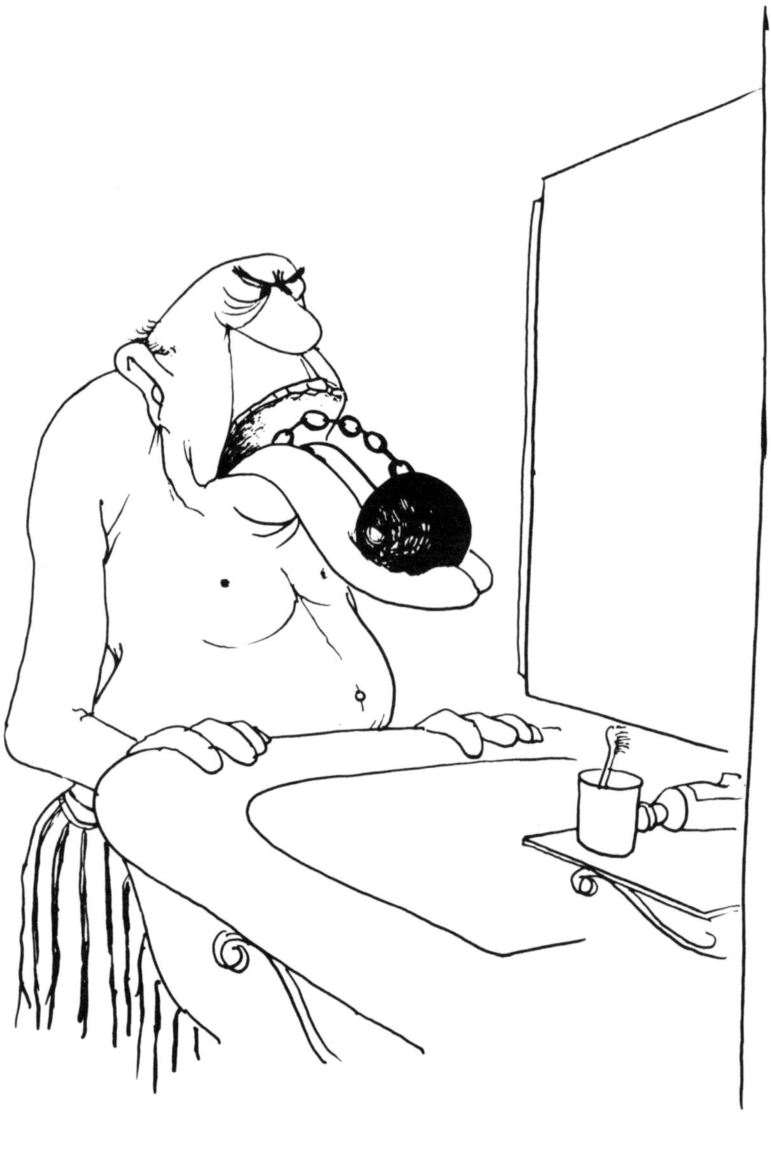

EXERCICES

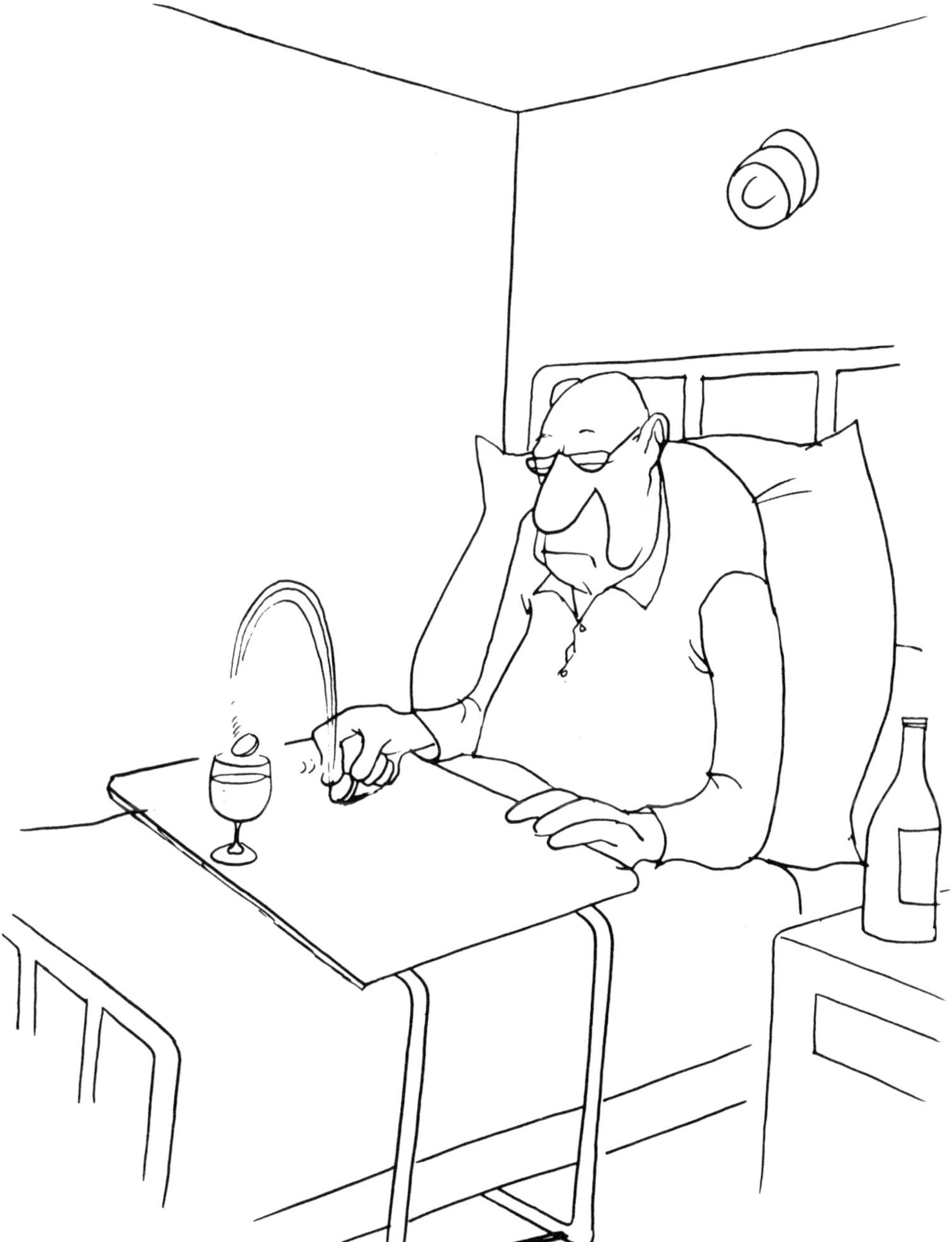

FRAIS

Si vous avez cotisé sur la base d'un salaire égal à 2 080 fois le SMIC horaire pour l'année civile, vous pouvez vous offrir à peu de frais une ou deux maladies.

On en trouve, particulièrement en saison creuse, qui permettent des remboursements pouvant aller jusqu'à 75 %.

Une grippe asiatique comprenant aller et retour, frais de séjour, chambre à deux lits et visites à domicile, vous est proposée à des prix défiant toute concurrence.

Pour une modeste cotisation de 1 040 fois le SMIC horaire pour six mois d'activité, vous pouvez vous offrir une grippe espagnole avec accès de « fièvre carabinier », visite de l'alcazar de Tolède et boissons chaudes à volonté. N'oubliez pas de joindre vos vignettes à votre demande.

Des séjours en hospitalisation sont proposés actuellement par certaines agences : 15 jours en C.H.U. pour 1 247 francs. Trois semaines au Val de Grâce pour 2 800 francs.

Des circuits sont également organisés par quelques cliniques privées. Les prix ne nous ont pas été communiqués.

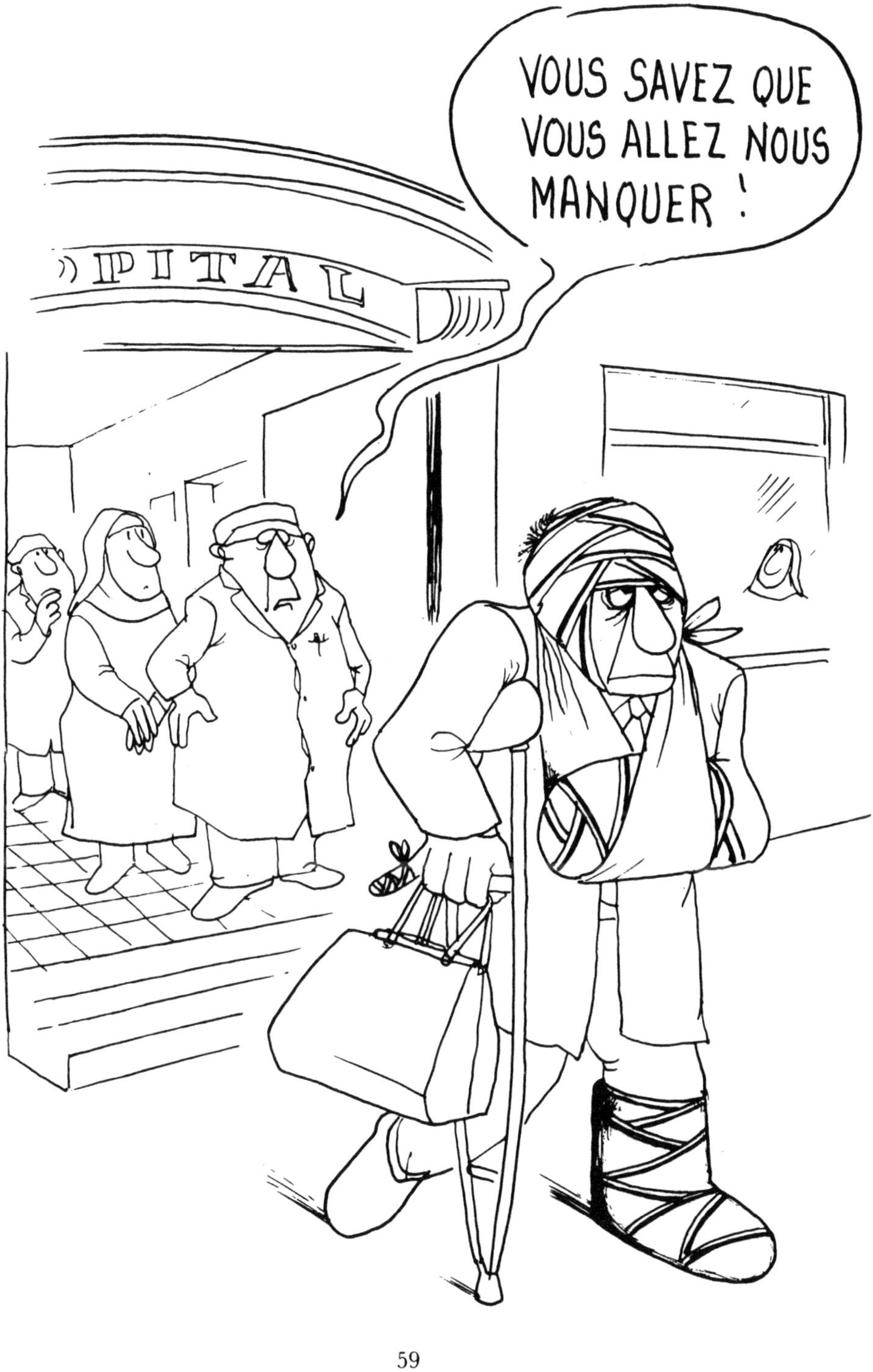
VOUS SAVEZ QUE VOUS ALLEZ NOUS MANQUER !
PITAL

Gadget

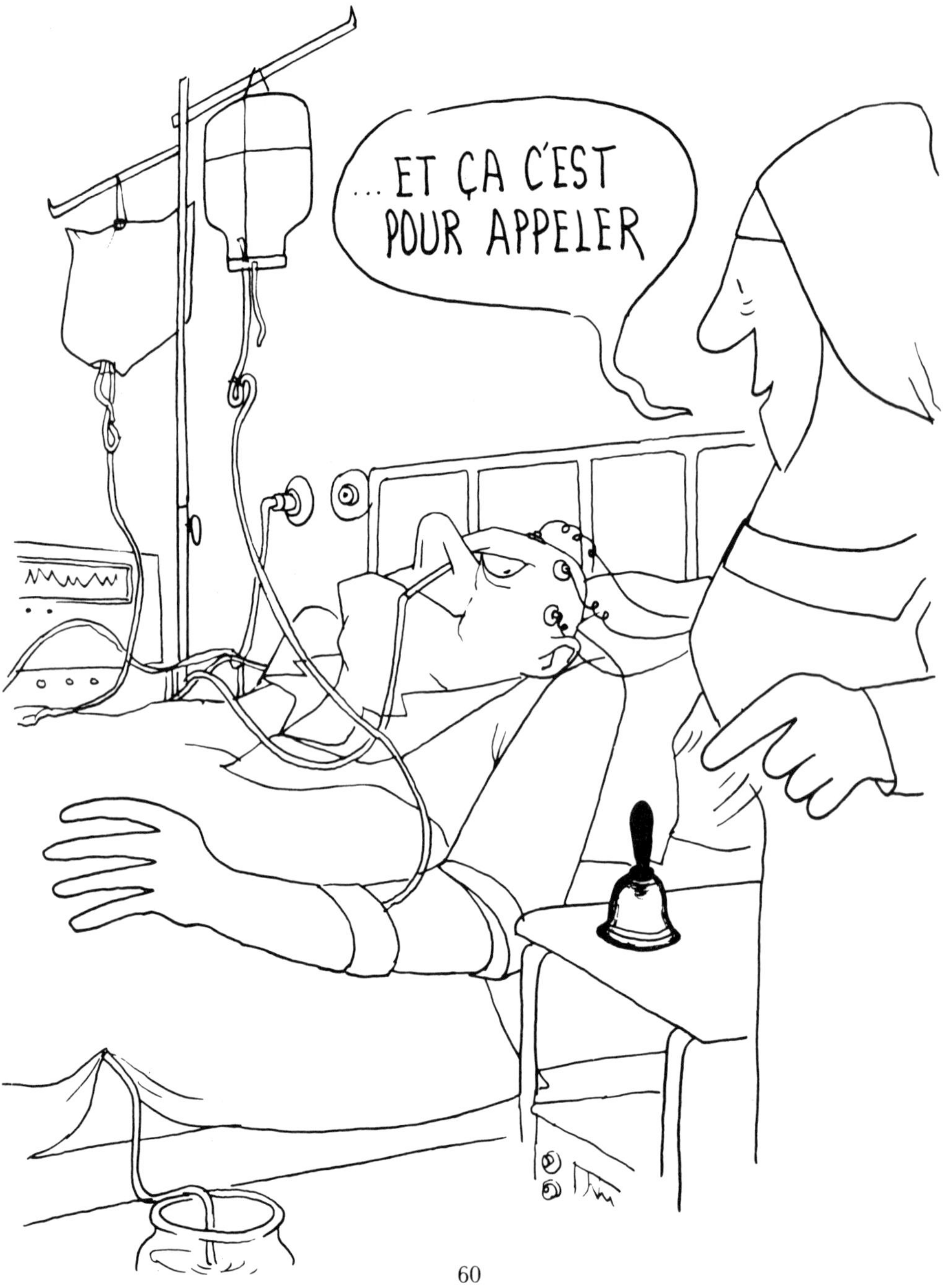

GÉNÉROSITÉ

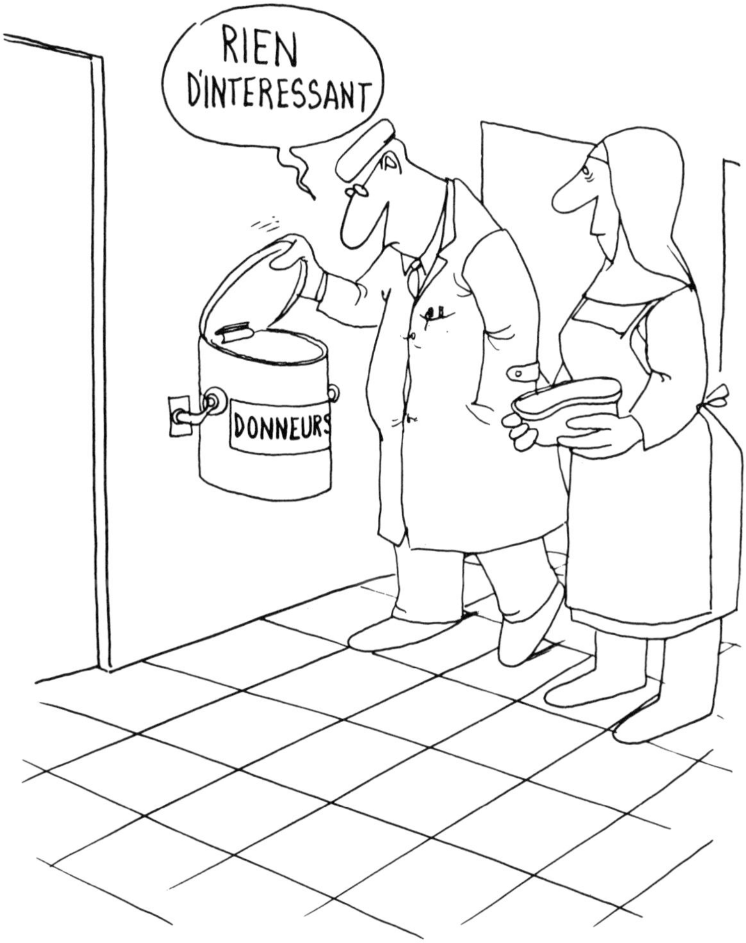

GÉNÉTIQUE

Ayant hérité de son grand-père paternel un petit capital génétique, que celui-ci avait placé intelligemment à son intention dans une banque de sperme, Martin se trouvait à soixante-cinq ans à la tête d'un capital de longue vie devant lui.

Cependant, comme Martin venait d'être mis à la retraite à cause de son âge, il se disait que vivre encore une centaine d'années à ne rien faire, c'était un peu beaucoup.

Dans un premier temps, il tenta de gaspiller sa santé. On le voyait marcher tête nue et à peine couvert, sous une pluie glacée, dans l'espoir d'attraper une mauvaise grippe, il ne se nourrissait que des nourritures les plus grasses et les plus indigestes, il buvait plus que de raison, mais rien n'entamait son capital.

Un soir qu'il était ivre-vivant comme à son habitude, Martin pensa au suicide, il se jeta dans la Seine du haut du pont de la Tournelle et se retrouva au Havre en pleine forme. Il tenta de s'immoler par le feu, mais les flammes se contentèrent de le lécher. Il se refusa à mettre sa ceinture de sécurité, se jeta du haut de la tour Montparnasse pour arriver en bas sur ses deux pieds.

Chaque trimestre, Martin recevait un relevé de son compte en banque. Bien géré, celui-ci ne faisait que fructifier et, malgré ses dépenses inconsidérées, Martin voyait son capital-vie augmenter sans cesse.

Il joua à la roulette russe, c'est la Russie qui expira, il s'envoya des menaces de mort, il reçut les derniers sacrements, matin et soir avant chaque repas, il s'enferma chez lui et fit le mort, mais rien n'y fit.

Son caractère, chaque jour, s'aigrit davantage, il ne supportait plus de vivre entouré d'heureux mortels.

Il avait atteint l'âge respectable de trois cent cinquante-quatre ans, lorsqu'un coup de Bourse heureux porta son compte génétique au plafond, et Martin s'aperçut ce jour-là, la mort dans l'âme, qu'il était devenu éternel.

N'ayant plus rien à perdre, il décida de donner un sens à sa vie et, lui qui avait tout gaspillé, décida de sauver son âme.

Il distribua tous ses biens génétiques, jugula les épidémies, triompha du cancer, du sida, du mal de vivre. Il donna au Téléthon, à la Croix-Rouge, à Médecins du monde. Quant il eut tout donné, il poussa enfin un soupir... ce fut le dernier.

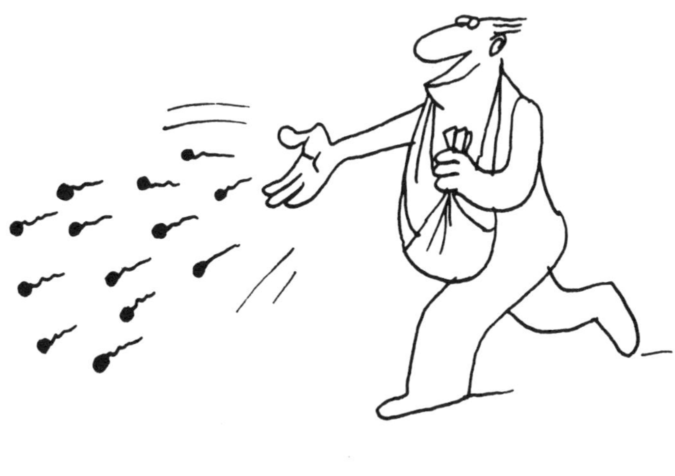

GOURMANDISE

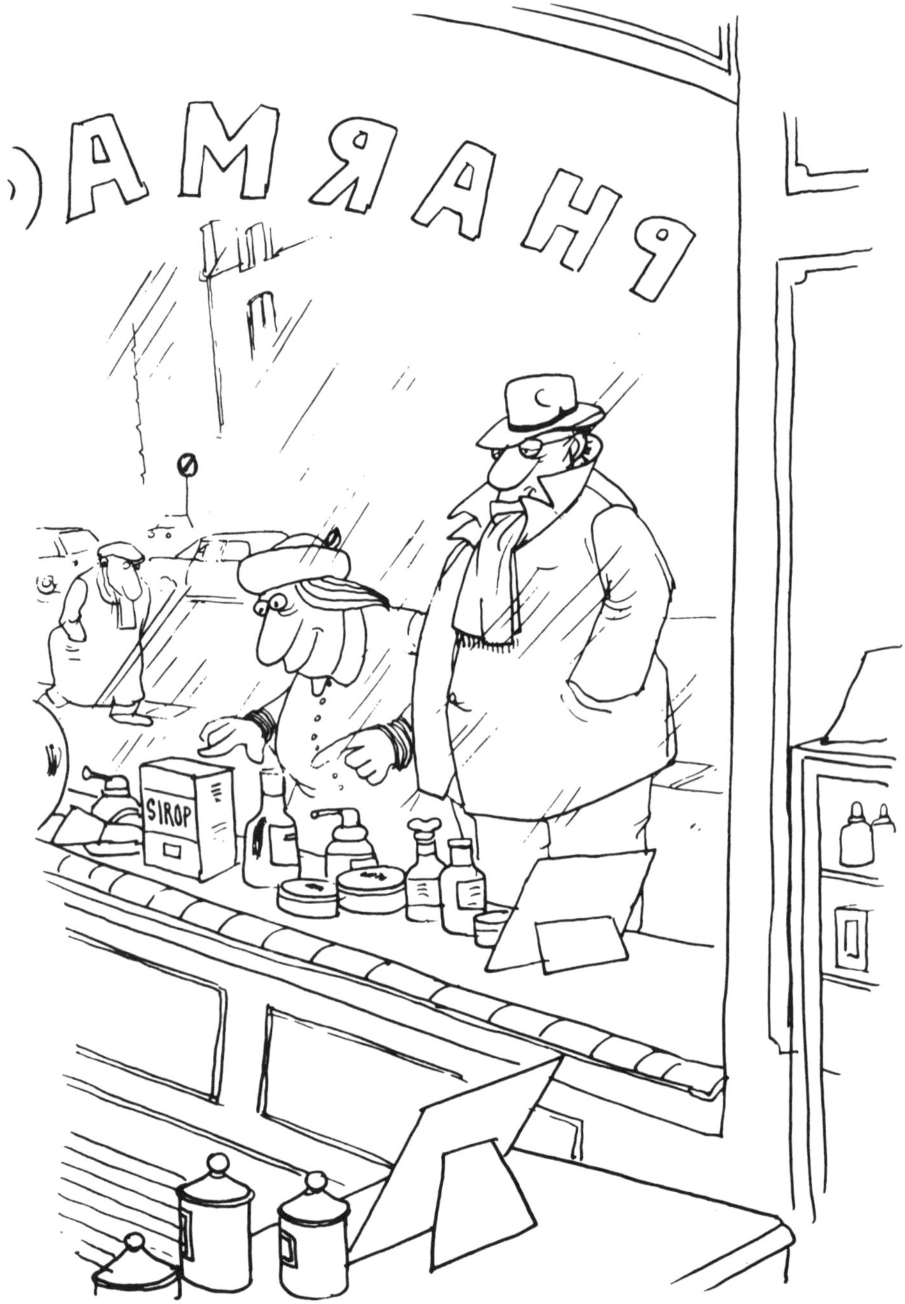

GOUTTE-À-GOUTTE

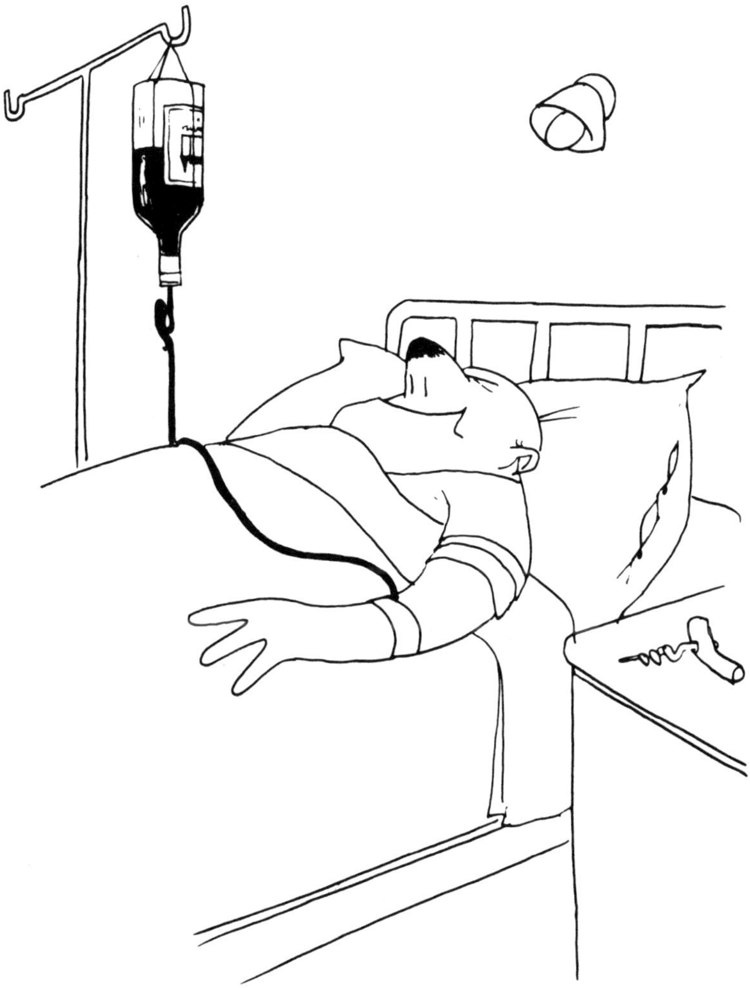

Héroïsme

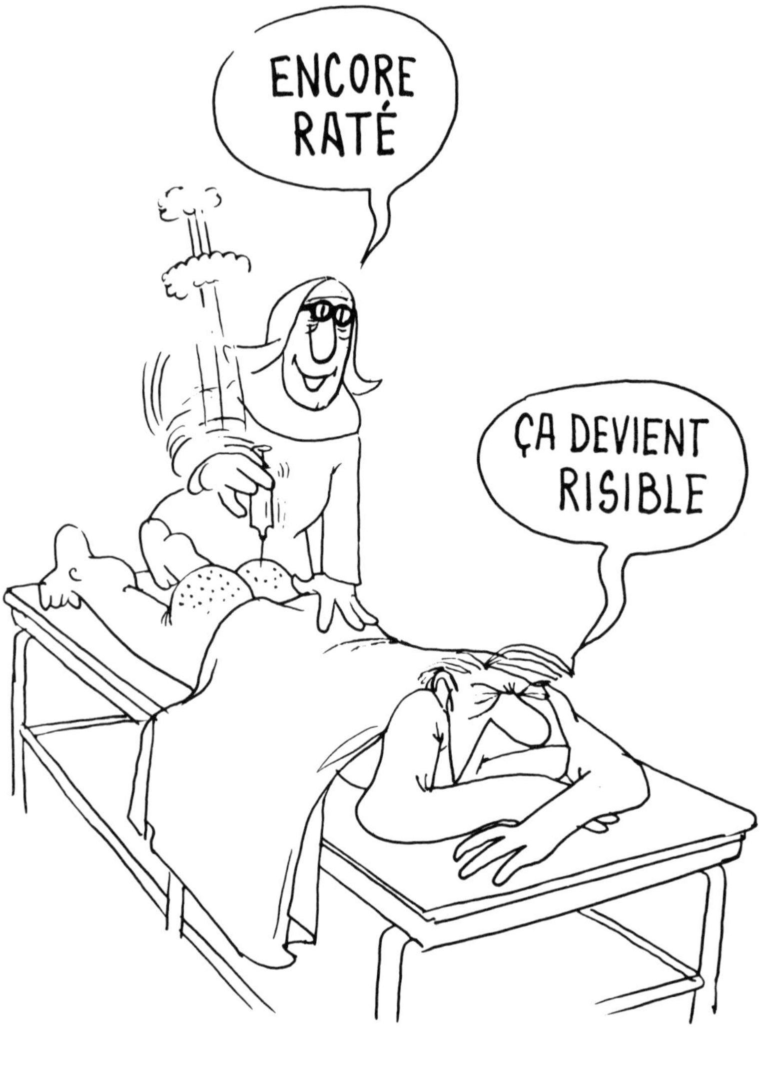

HEUREUSE CIRCONSTANCE

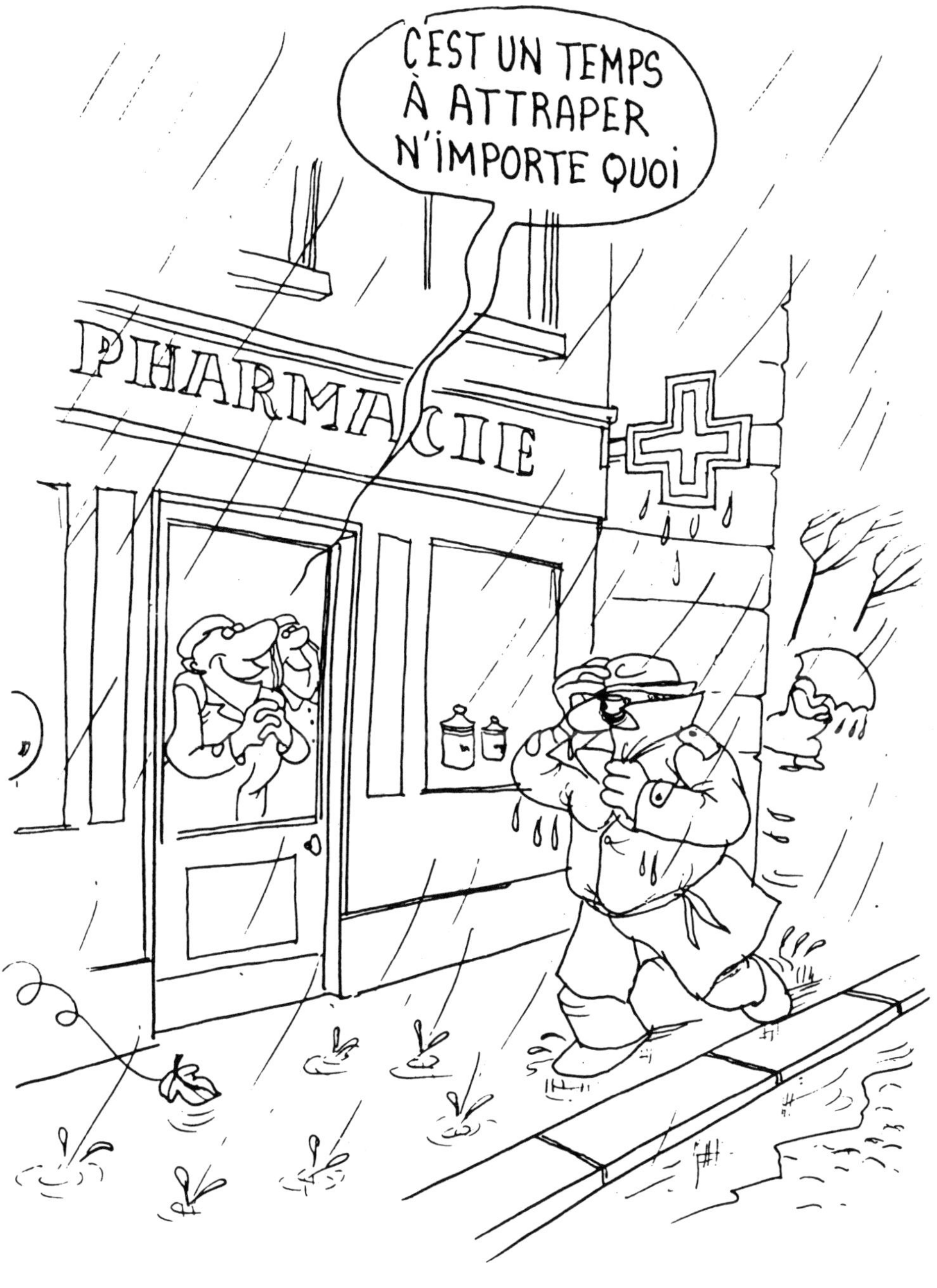

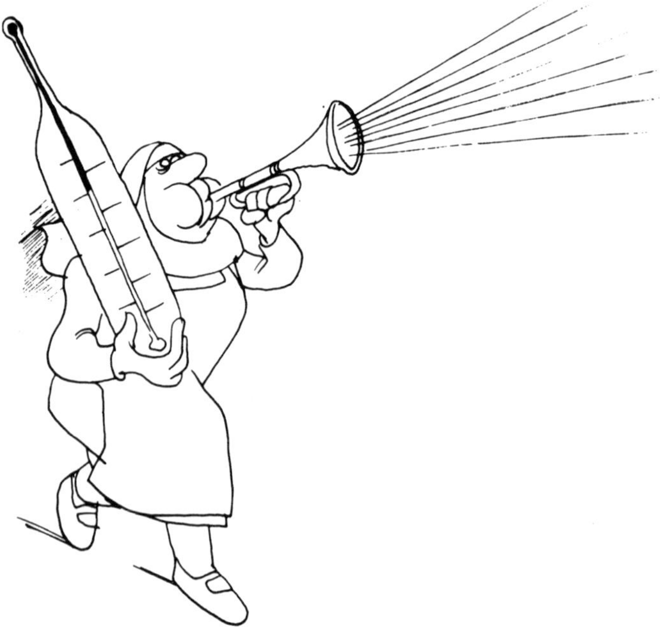

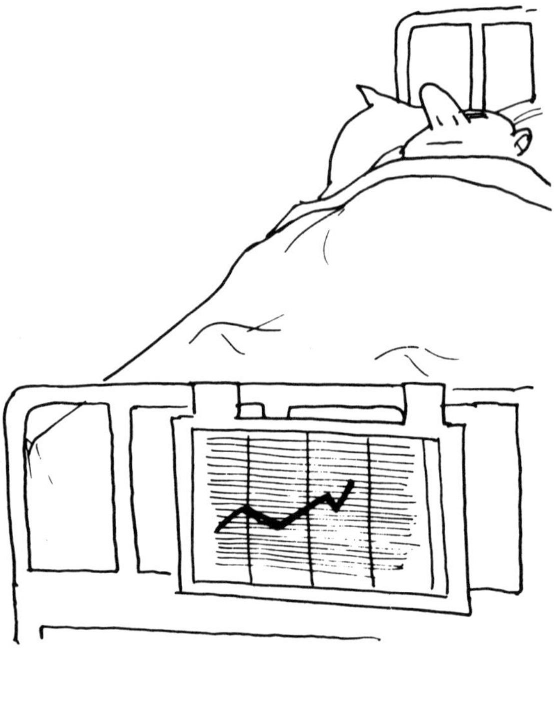

HÔPITAL, PREMIER JOUR

Dans quel état d'esprit faut-il aborder l'hôpital ?

De préférence, être en bonne santé morale et physique, la première prise de contact étant la plus difficile ; on a vu de nombreux cas de personnes, légèrement souffrantes, ne pas résister aux formalités d'inscription, et être dirigées directement vers le service de réanimation. Il s'agissait parfois de personnes accompagnant le malade.

L'univers de l'hôpital est un monde à part, une fois la porte franchie, il est d'usage d'oublier le monde extérieur. Les différentes pancartes qui servent de signalisation sont là pour créer une ambiance qui vous installe d'emblée dans un état de confiance euphorique : service de traumatologie, service des voies urinaires, service de parasitologie, bloc opératoire, défense d'entrer, chapelle, etc.

Le premier jour, ce sont les heures de repas qui étonnent le plus ; le potage vermicelle et le yaourt de 17 heures en ont surpris plus d'un. Il faut dire qu'à l'hôpital, la nuit tombe nettement plus vite qu'à l'extérieur ; en revanche, le jour s'y lève alors qu'il fait encore nuit dehors.

Comme le chant du coq annonce le lever du soleil, c'est la lumière brutale dans les yeux qui préfigure l'arrivée du thermomètre. Avant d'avoir eu le temps d'émettre un son, l'objet est à sa place et vous allez rester en tête-à-tête un certain temps, en attendant le verdict du mercure.

Toute la journée dépendra de la façon dont vous négocierez ce premier contact.

De l'autre côté de la porte, les chariots, déjà, font tinter leurs gamelles.

La vie est là, toute proche.

INSOMNIE

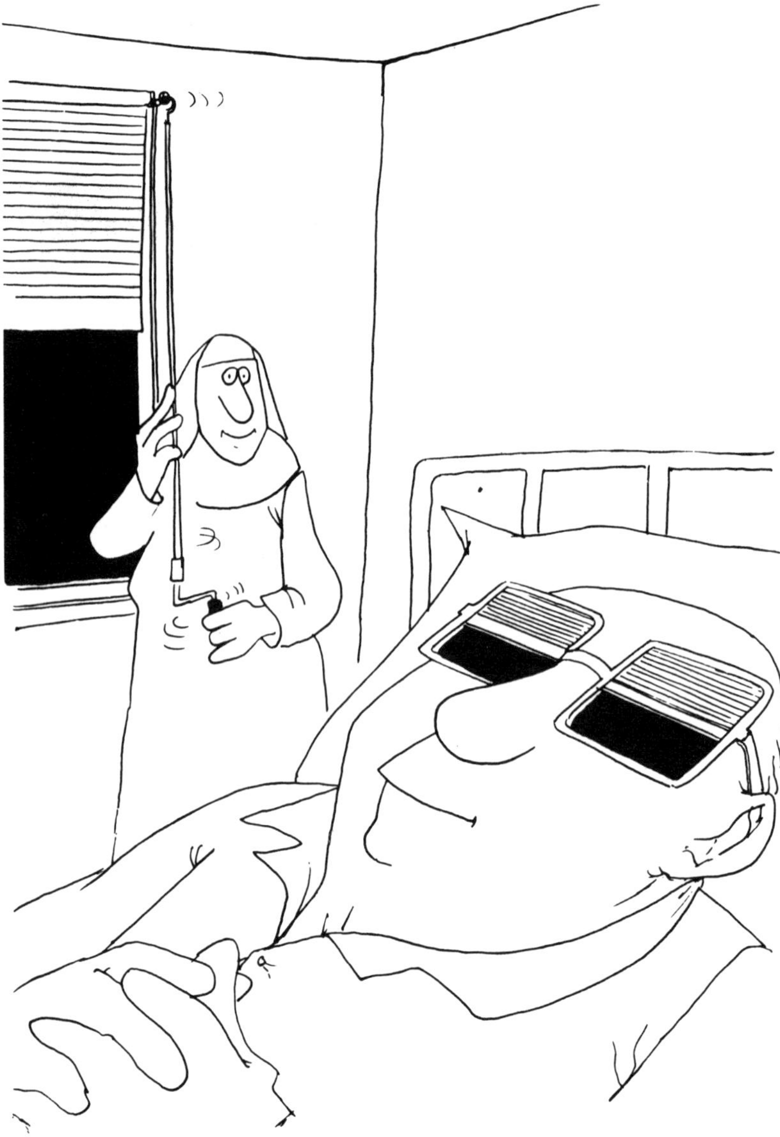

L'insomnie se pratique de nuit, il faut donc s'y préparer dès la tombée du jour. Certaines personnes particulièrement douées, arrivent à prolonger cet état durant la journée.

L'insomniaque profitera pleinement de son état de veille s'il a la bonne fortune d'habiter à côté d'une église dont l'horloge jalonnera les heures nocturnes de son carillon sympathique.

Une heure d'insomnie peut, à elle seule, durer entre trois et cinq heures ; une nuit complète peut donner une idée de l'éternité.

L'insomnie peut se pratiquer couché, debout ou assis ; elle prendra toute sa valeur si elle s'accompagne d'idées grises pouvant aller jusqu'au noir absolu.

L'aube est un moment privilégié qu'il ne faut manquer sous aucun prétexte, elle s'annoncera avec le ramassage des ordures, joyeux prélude au lever du jour.

Dès lors, les rumeurs s'enchaîneront les unes aux autres jusqu'à l'éveil total de la cité, et les cris joyeux des enfants se rendant à l'école.

Certains insomniaques profiteront de cet instant pour piquer un petit roupillon, car il leur faudra être d'attaque pour pouvoir aborder efficacement l'insomnie de la nuit suivante. Un insomniaque assoupi ne sera jamais qu'un matelas sans ressorts.

L'insomnie n'est donc pas un mal, bien au contraire.

Elle permet de vivre des moments privilégiés que des inconscients gaspillent dans le sommeil.

JEUX DE MAUX

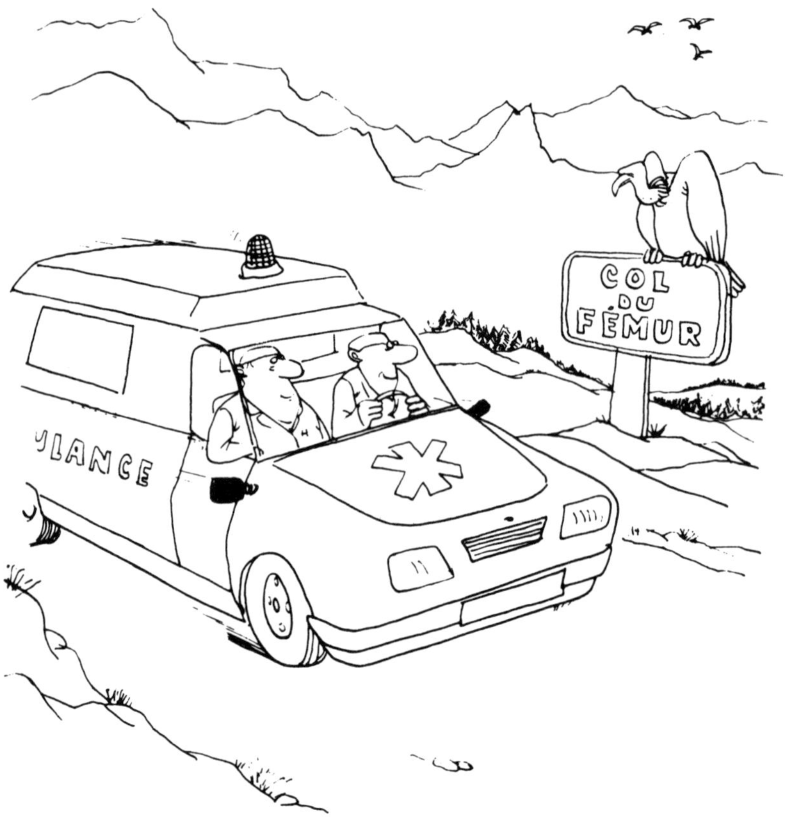

Mal dans sa peau

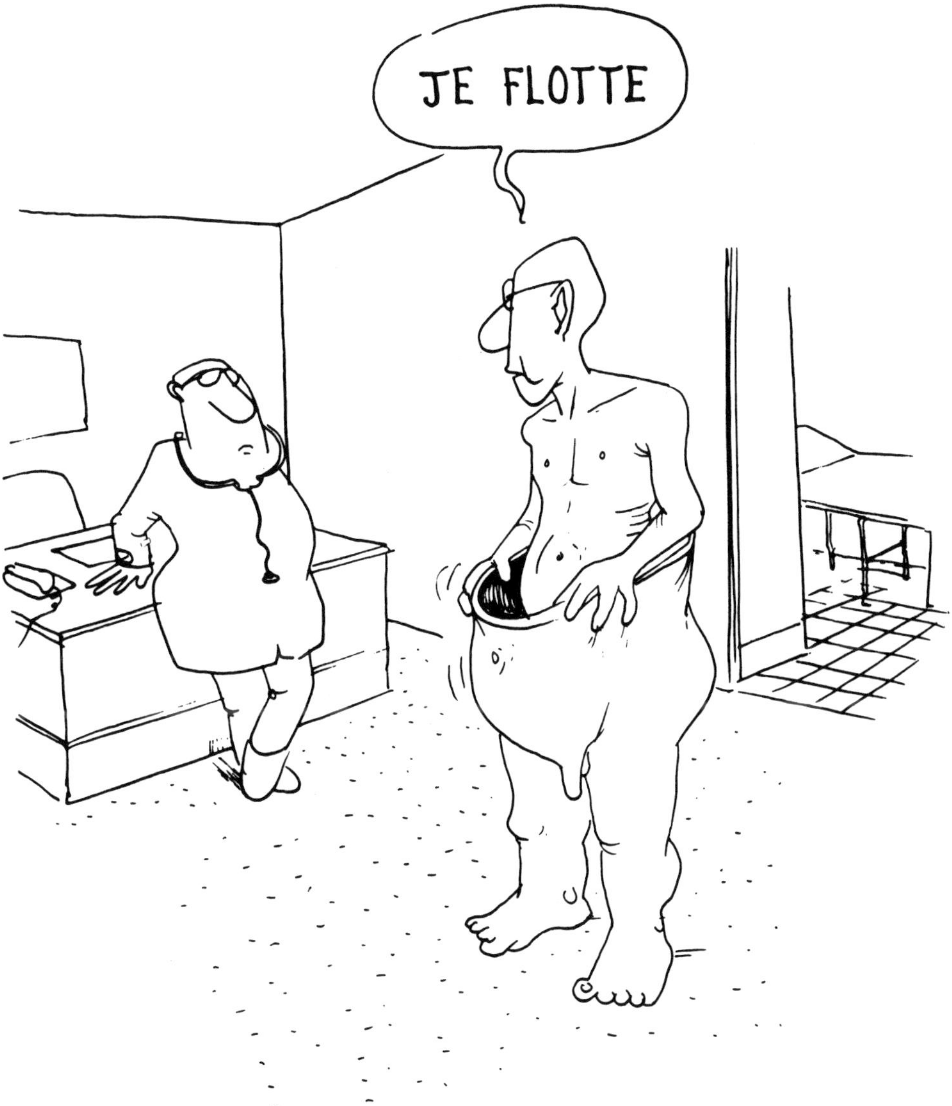

MATERNITÉ

Un chercheur du Massachusetts aurait découvert la méthode scientifique permettant de choisir à l'avance le sexe de son enfant.

Ce savant prescrit, après examen, les doses à utiliser selon chaque cas, et la manière de s'en servir. Prenons l'exemple d'un couple : l'homme a 28 ans, la femme 26 ; ils ont déjà cinq filles et souhaiteraient un garçon.

Les proportions à respecter sont les suivantes : 3 grammes de semence végétale, 5 grammes de testostérone, une livre de beurre, un lit à bascule et une nuit sans lune.

Les conditions d'utilisation sont parfaitement décrites dans un petit manuel qui indique la marche à suivre.

La figure A de la page 6 décrit la configuration générale des lieux, un encadré en grec moderne accompagne l'image.

Dans les pages suivantes, les figures B.C.D.E.F.G.H.I.-J.K.L.M.N.O.P. indiquent les mouvements à effectuer.

La double page centrale, en quadrichromie, représente un coucher de soleil sur l'Adriatique, elle doit permettre aux exécutants un moment de repos bien gagné.

Normalement, assure ce chercheur du Massachusetts, si tout, jusque-là a été pratiqué à la lettre, le résultat est quasiment assuré ; cependant, l'opération peut être poursuivie pour le plaisir.

En appendice, l'auteur publie quelques déclarations élogieuses de couples ayant obtenu satisfaction, dont celle de M. et Mme Harold du New-Jersey, et d'un garde suisse du Vatican, licencié depuis.

Ce livret est en vente dans toutes les pharmacies ; il est plaisant à feuilleter en famille.

Attendre, c'est aimer déjà.

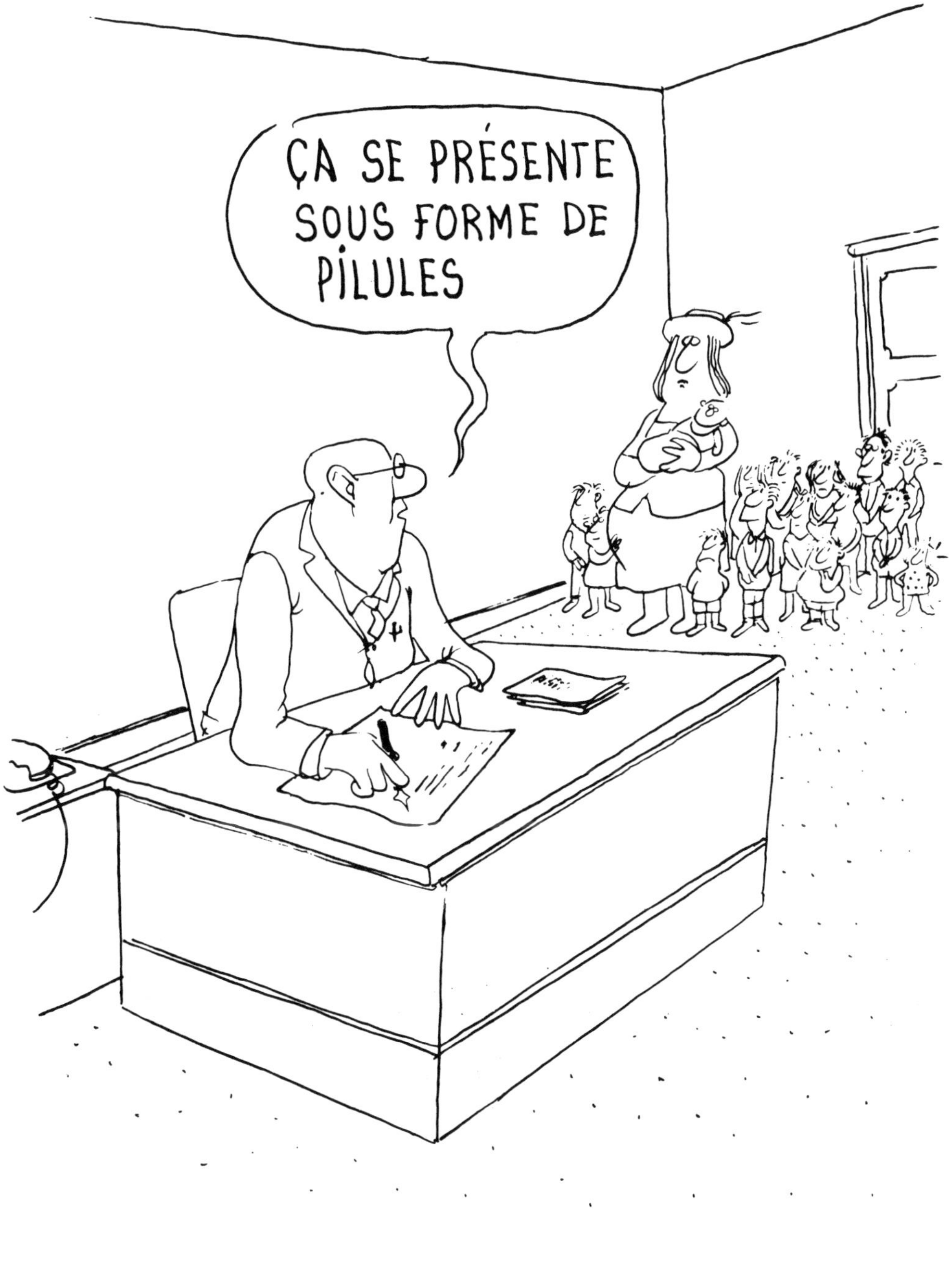
ÇA SE PRÉSENTE SOUS FORME DE PILULES

MÉDECINE DU TRAVAIL

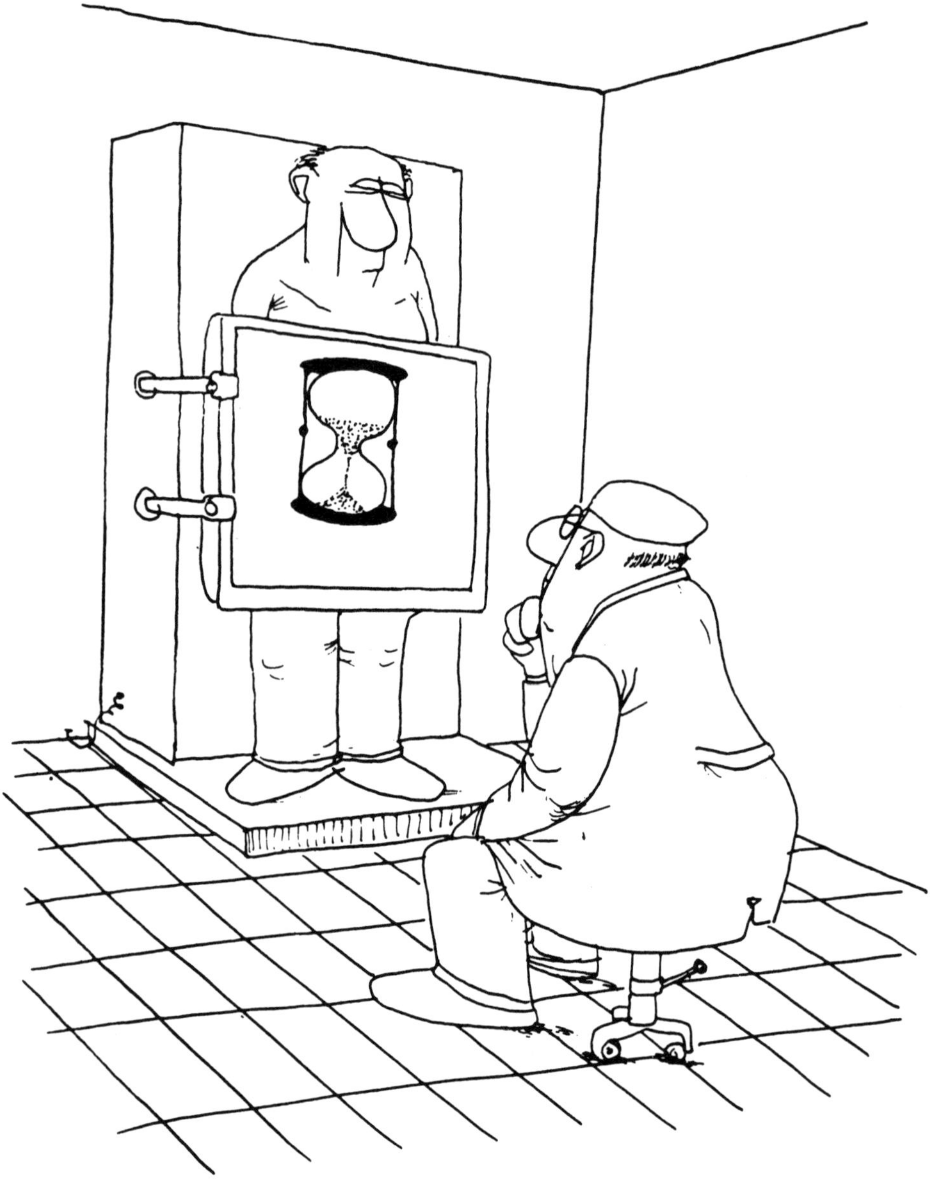

Muni de votre convocation et de votre numéro minéralogique vous vous rendrez à l'adresse indiquée où vous prendrez place dans une salle d'attente.

À l'appel de votre nom, parfois écorché, vous pénétrerez dans un réduit d'un mètre sur un mètre. Vous y trouverez à votre disposition un portemanteau, une cuvette de W-C et un récipient en plastique qui vous incite à remplir votre devoir. Suspendez vos vêtements en gardant juste le nécessaire et c'est en slip et en chaussettes que vous profiterez de ce moment de solitude pour faire le point sur votre carrière.

Lorsque vous vous trouverez enfin en face du médecin du travail, vous pourrez constater que cet homme, bien que forçat de la médecine, n'est pas revêtu d'un vêtement rayé mais d'une blouse blanche classique.

Jetant un regard sur votre fiche il vous demandera s'il ne s'est rien passé depuis votre dernière visite en espérant vivement que ce sera le cas, ne le décevez pas, puis il inscrira la date du jour sur votre fiche et vous invitera à aller vous rhabiller, ce que vous ferez, en vous félicitant une fois de plus de savoir que le travail c'est la santé.

MÉLANCOLIE

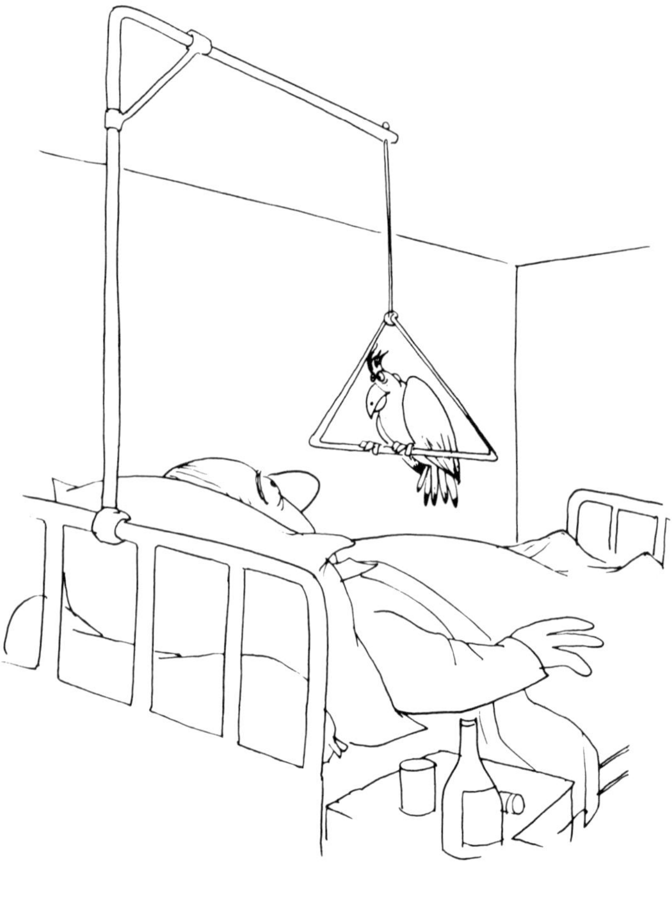

MIGRAINE

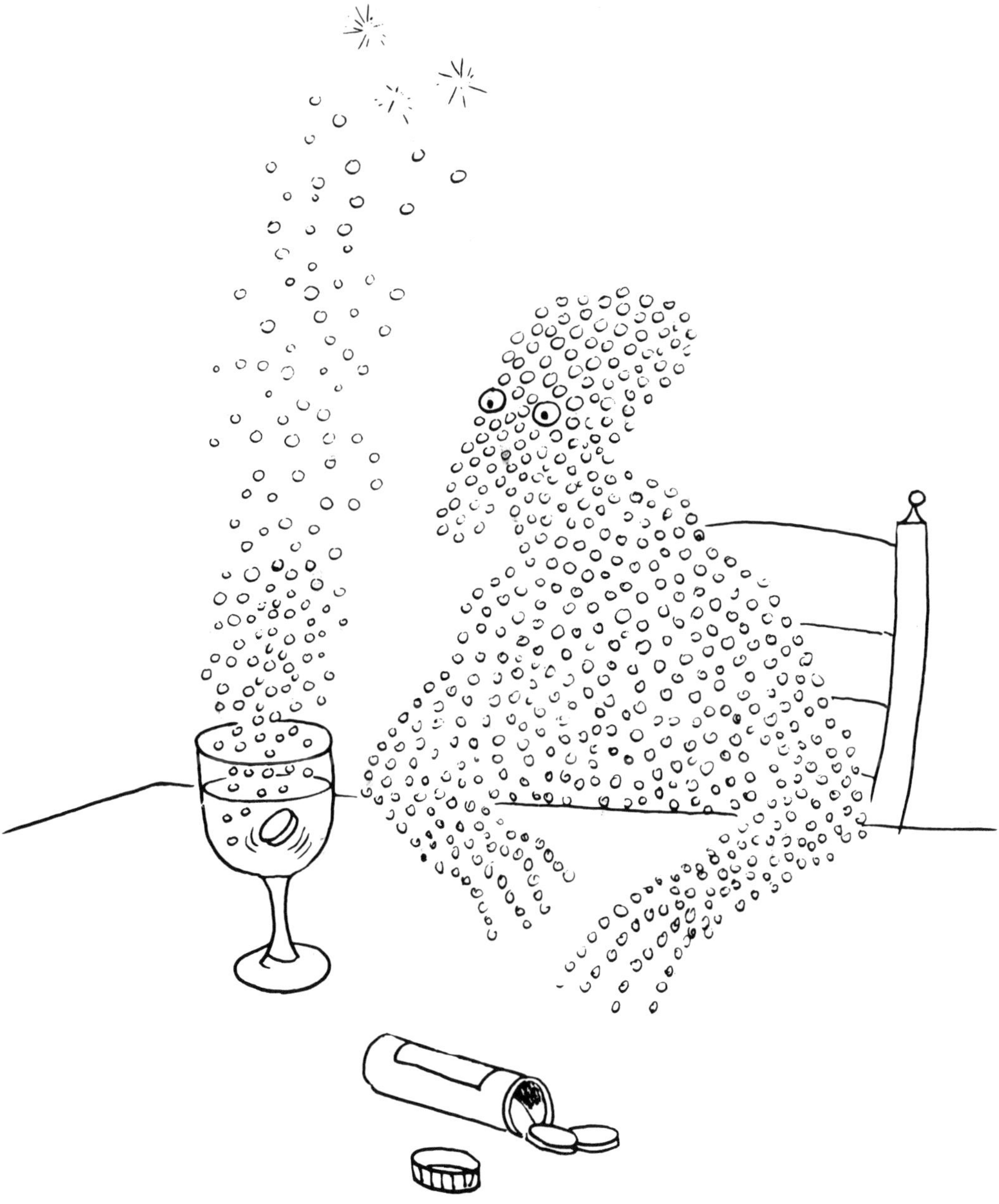

Nocturne

C'est en général en fin de journée, à l'heure où les paupières tombent dans les charentaises que votre enfant manifestera les premiers symptômes d'une rhino-pharyngite aiguë.

Voici donc le petit trésor étendu sur le divan du salon, enveloppé de couvertures, entouré de ses jouets familiers dont il réclamera un élément supplémentaire toutes les cinq minutes entre deux quintes de toux.

Le médecin est prévenu, il arrivera d'une minute à l'autre et vous savez d'expérience que c'est plutôt l'autre qu'il choisira. Vous aurez donc épuisé tout votre stock de chansons enfantines et en serez réduit aux chansons paillardes lorsque la sonnette annoncera l'arrivée du sauveur.

Celui-ci se présente une auréole au-dessus de la tête et une serviette de cuir à la main, ce qui inspire confiance, sauf à l'enfant qui va hurler en réclamant l'auréole pour jouer.

Durant l'examen, vous maintiendrez votre petit chérubin avec une fermeté non dépourvue de tendresse au risque qu'il vous en fasse des reproches à sa majorité.

Cette phase délicate franchie, reprenez vos chansons enfantines pendant que le savant remplit son ordonnance.

Sachez que la pharmacie de garde, ouverte à cette heure-là, se trouve à l'autre bout de la ville et que ce qui reste de la nuit sera difficile à passer.

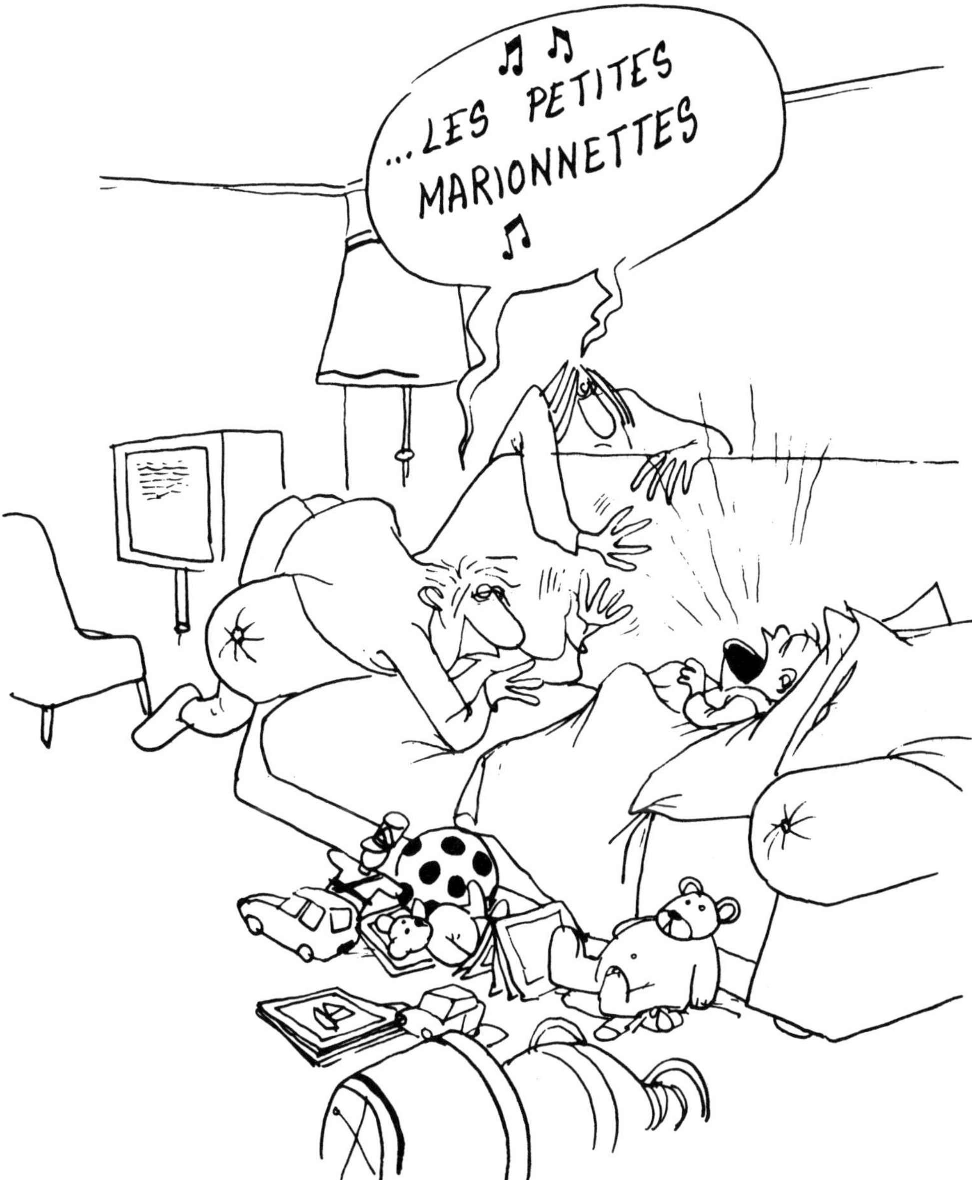
...LES PETITES
MARIONNETTES

Oculiste

La pièce est tout en longueur, le siège tout en raideur. Me voici le nez chaussé d'un étrange appareil de vingt-cinq kilos au moins.

Au loin est affiché ce texte inoubliable dont je ne saurai jamais la fin XZAWBKRMNUPTOIBCFG-LGTIOZPDDNRRZA A, ou peut-être R, non c'est un A « non un K ».

Bon ! on recommence après avoir regarni l'appareil d'un verre supplémentaire à gauche XZAWBKRMNUP-TOIBCFGL ou I ou F. « C'est moins bien, on recommence » les verres sont échangés... XZAU non V « Bon, avec l'œil droit maintenant ». La tête me tourne, je perds pied, les lettres dansent et le texte me paraît de plus en plus insipide XZAWBKR « l'œil gauche maintenant ». Je rêve d'être cyclope. La sueur couvre mon front, je m'élance, je fais cinq lignes d'une seule traite, voici l'avant-dernière ligne droite. Je touche au but, je lance mes dernières forces dans la bataille VFLSORLF. Je l'affirme sur l'honneur, c'est un F « c'est un A ».

À aucun moment la femme en blouse blanche, qui préside à la cérémonie, n'a perdu son calme.

– Voyons maintenant, le point rouge, à droite ou à gauche ?
– À droite ET à gauche.
– Bon ! et maintenant !
– Quel point rouge ?
– Et comme ceci ?
– À gauche.
– Et maintenant ?
– À droite.
– Et ici ?
– En haut.
– Et ici ?
– En bas.

Je suis au bord de la crise de nerfs.

« Tout est parfait, maintenant nous allons choisir une monture. »

J'ai choisi la plus rapide, je l'ai enfourchée et me suis enfui au grand galop, au moins pendant cinq mètres, avant de me casser le nez contre la porte vitrée que je n'avais pas vu arriver.

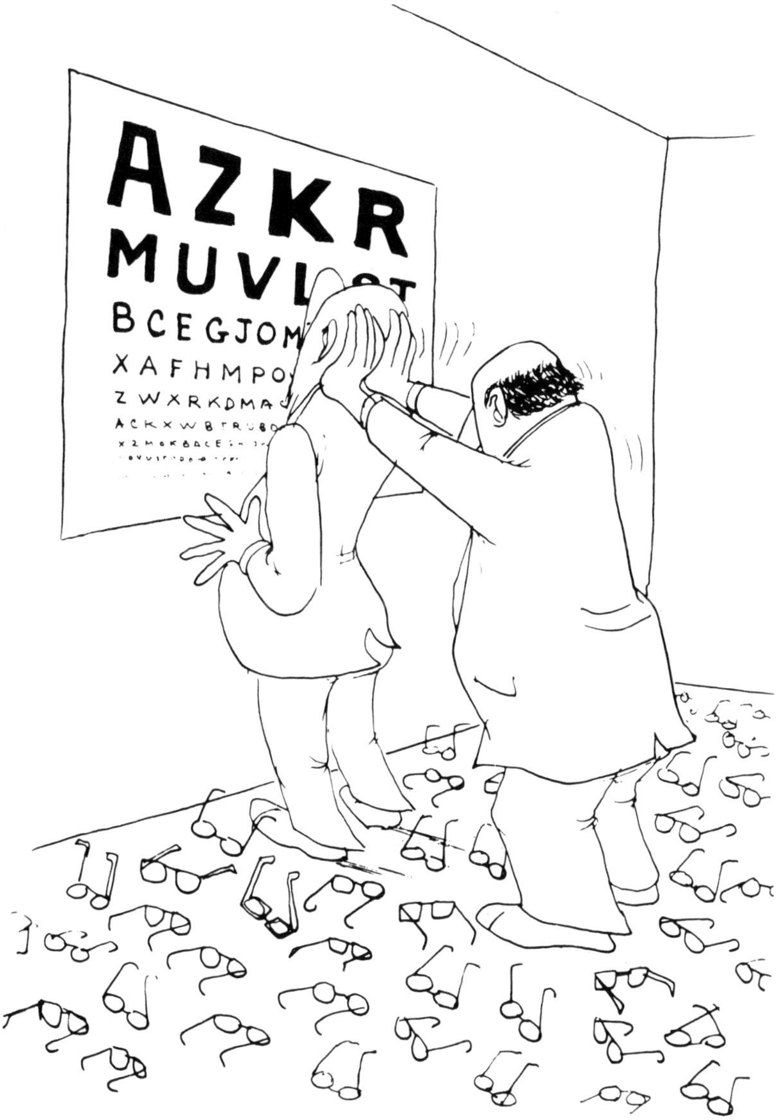

OLIGO-ÉLÉMENTS

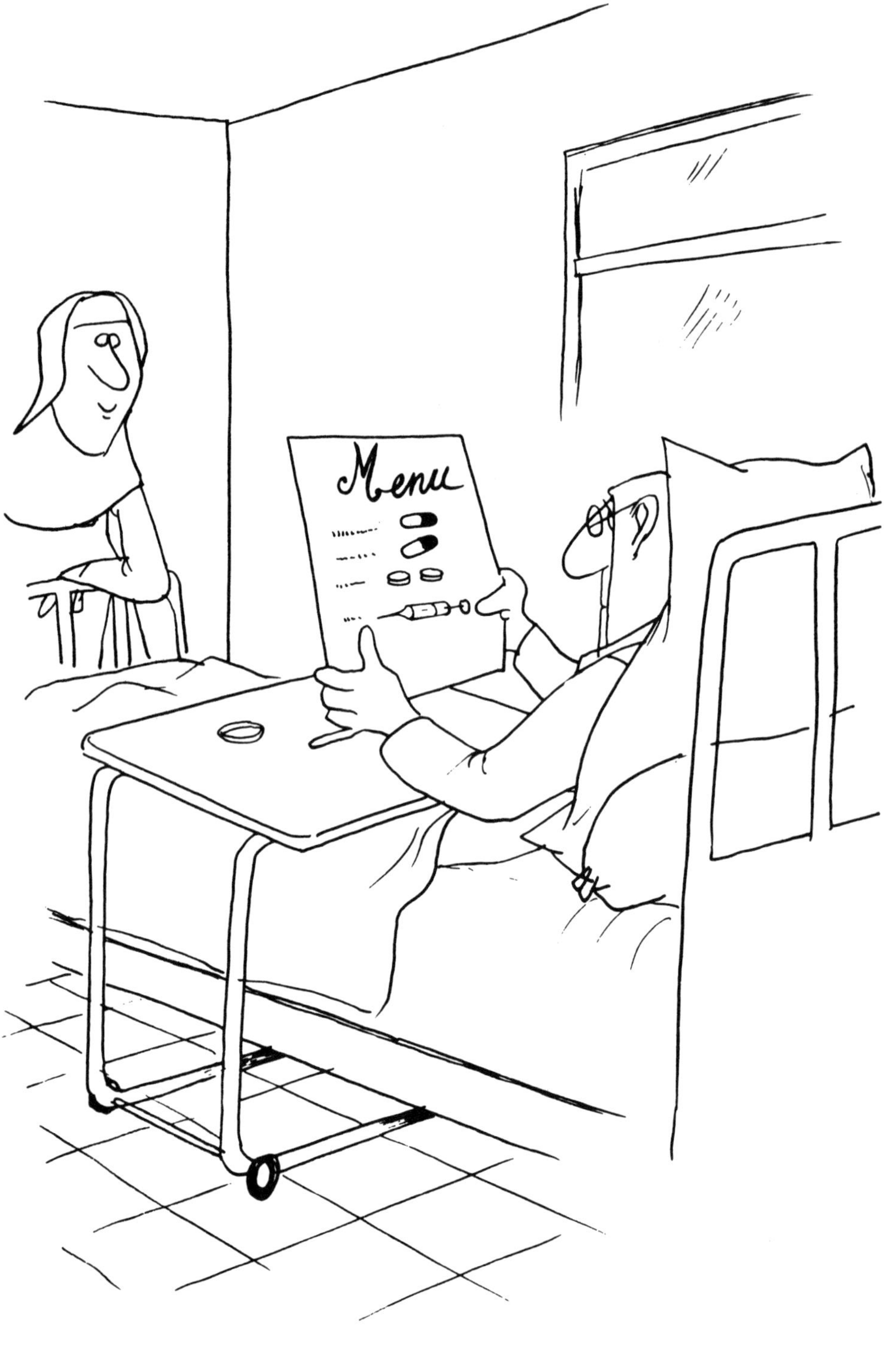

Du bon usage des métaux dans une alimentation équilibrée : le cuivre est indispensable au métabolisme, le fer est nécessaire à la formation de l'hémoglobine, la place du zinc est prépondérante dans le métabolisme des hormones sexuelles et de l'acné juvénile, le magnésium est à la base de l'intégralité cellulaire.

Une nourriture métallurgique vaut mieux qu'un repas gastronomique.

Exemple pour deux personnes :

Faites bouillir un mètre cinquante de gouttière en zinc dans une casserole en cuivre, n'oubliez pas que la gouttière réduit beaucoup à la cuisson. Pendant ce temps, découpez en fines rondelles une belle barre de fer, que vous aurez préalablement désoxydée, laminée, tréfilée.

Lorsque votre gouttière est cuite, jetez vos rondelles dans la casserole en cuivre et portez à ébullition.

Égouttez, saupoudrez de cinquante grammes de magnésium.

Servez chaud.

Vous aurez ainsi une santé de fer.

OPPORTUNISME

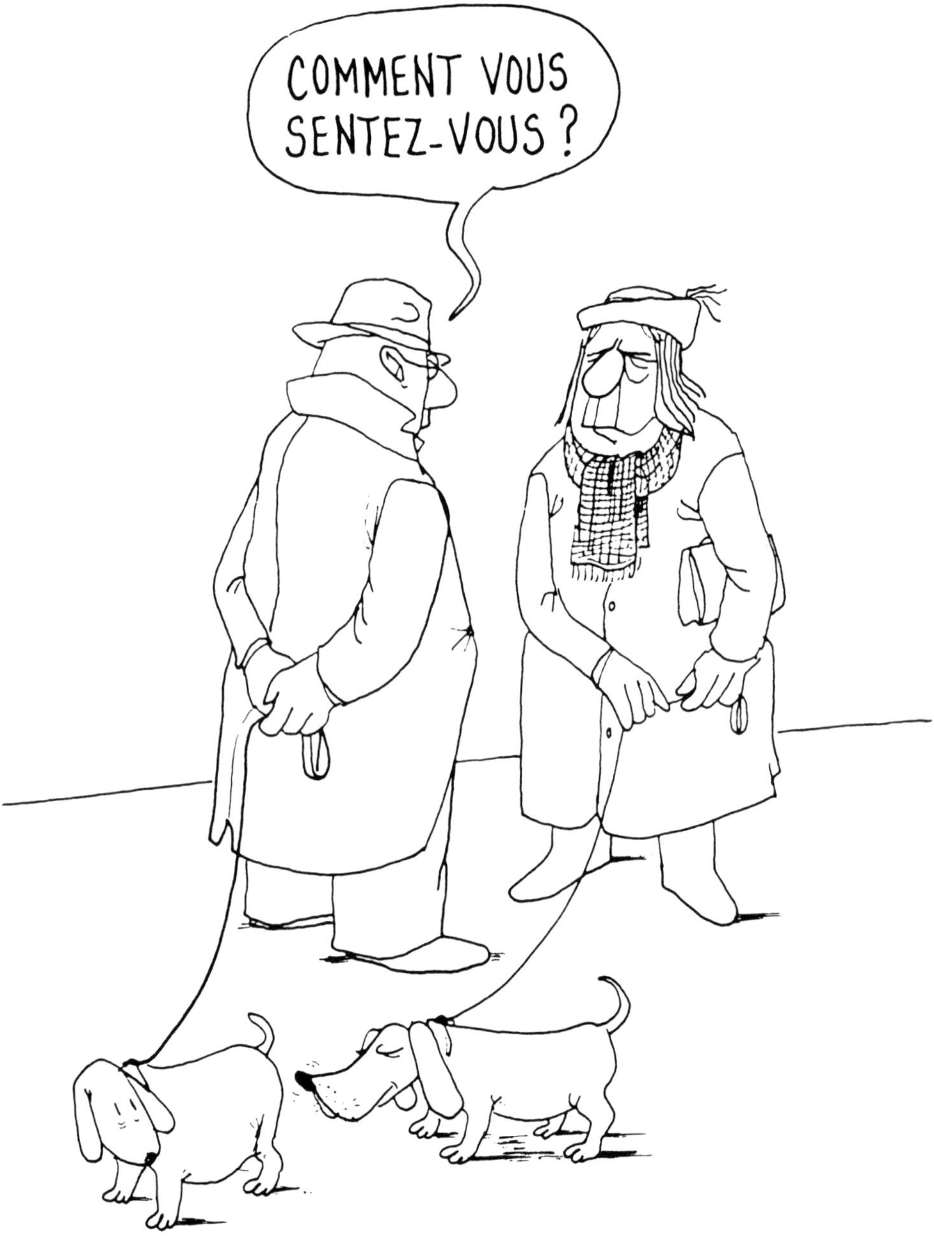

OPTIMISME

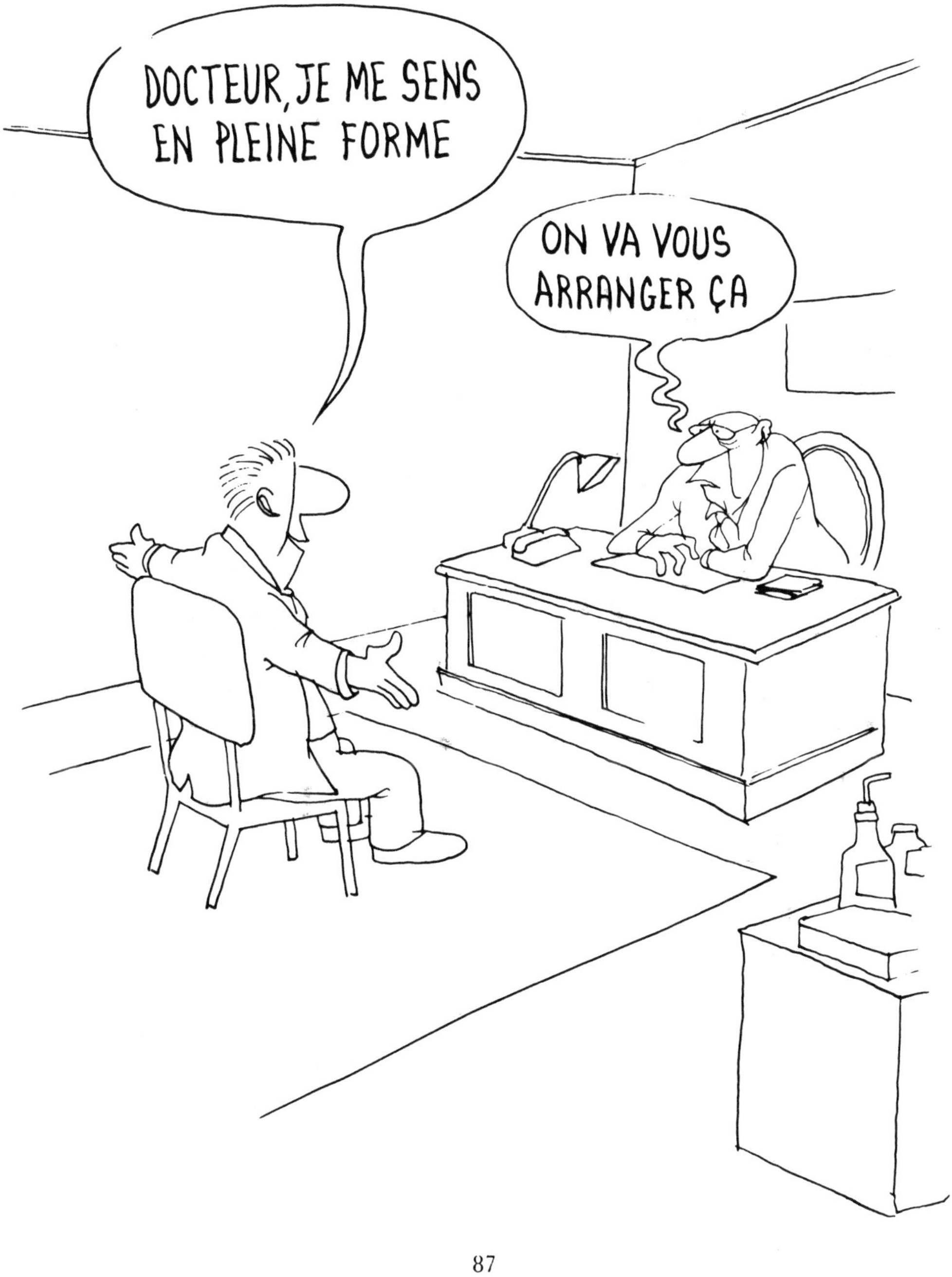
DOCTEUR, JE ME SENS EN PLEINE FORME
ON VA VOUS ARRANGER ÇA

Participation

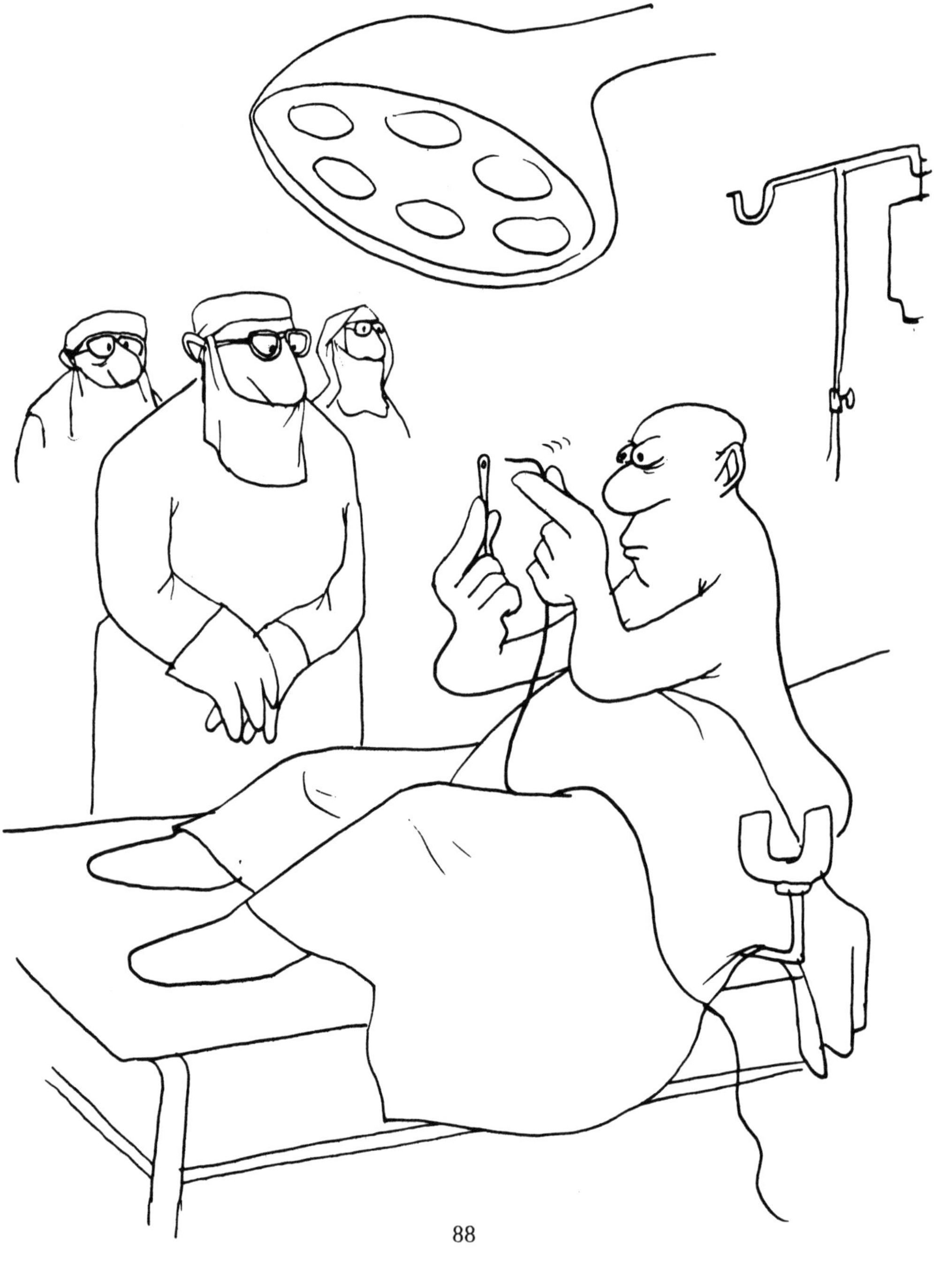

PASSAGER

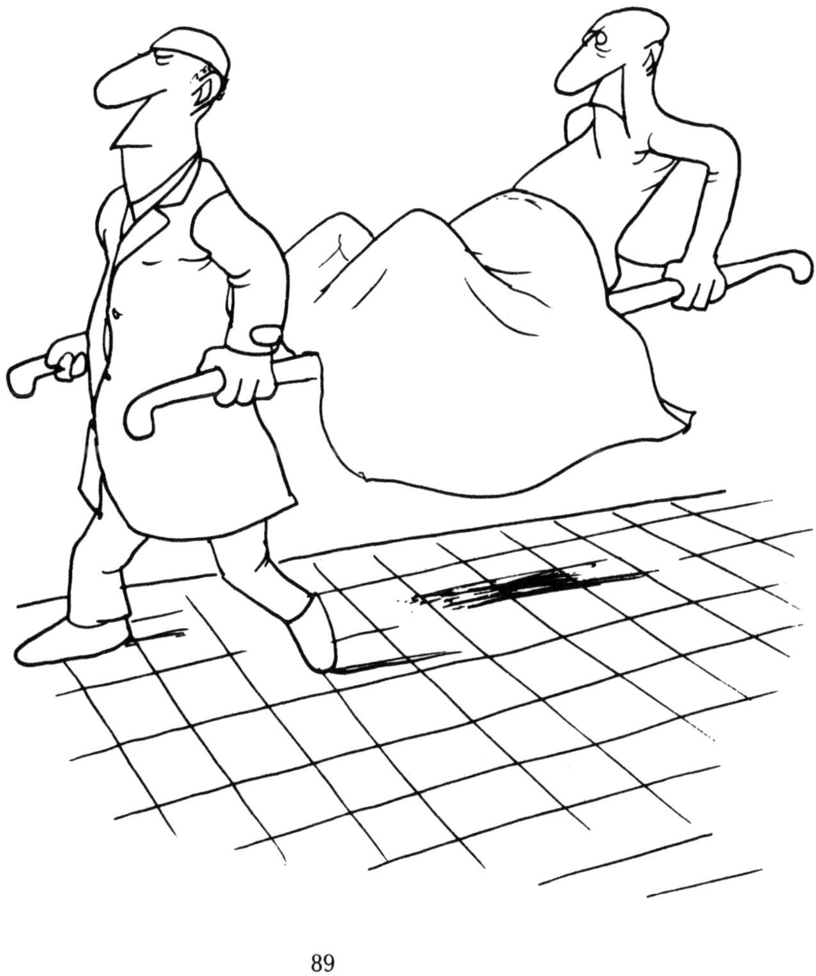

PATIENT

Il existe bien évidemment un rapport de force entre le médecin et son malade.

On appelle le médecin « docteur » parce qu'il sait, et le malade « patient » parce qu'il l'est.

Quand le médecin ne sait pas, il fait celui qui sait qu'il ne sait pas, pendant que son patient patiente.

Si le patient s'impatiente, le médecin enverra son malade chez un autre médecin qui devrait savoir.

Le savoir du médecin est affaire de spécialiste.

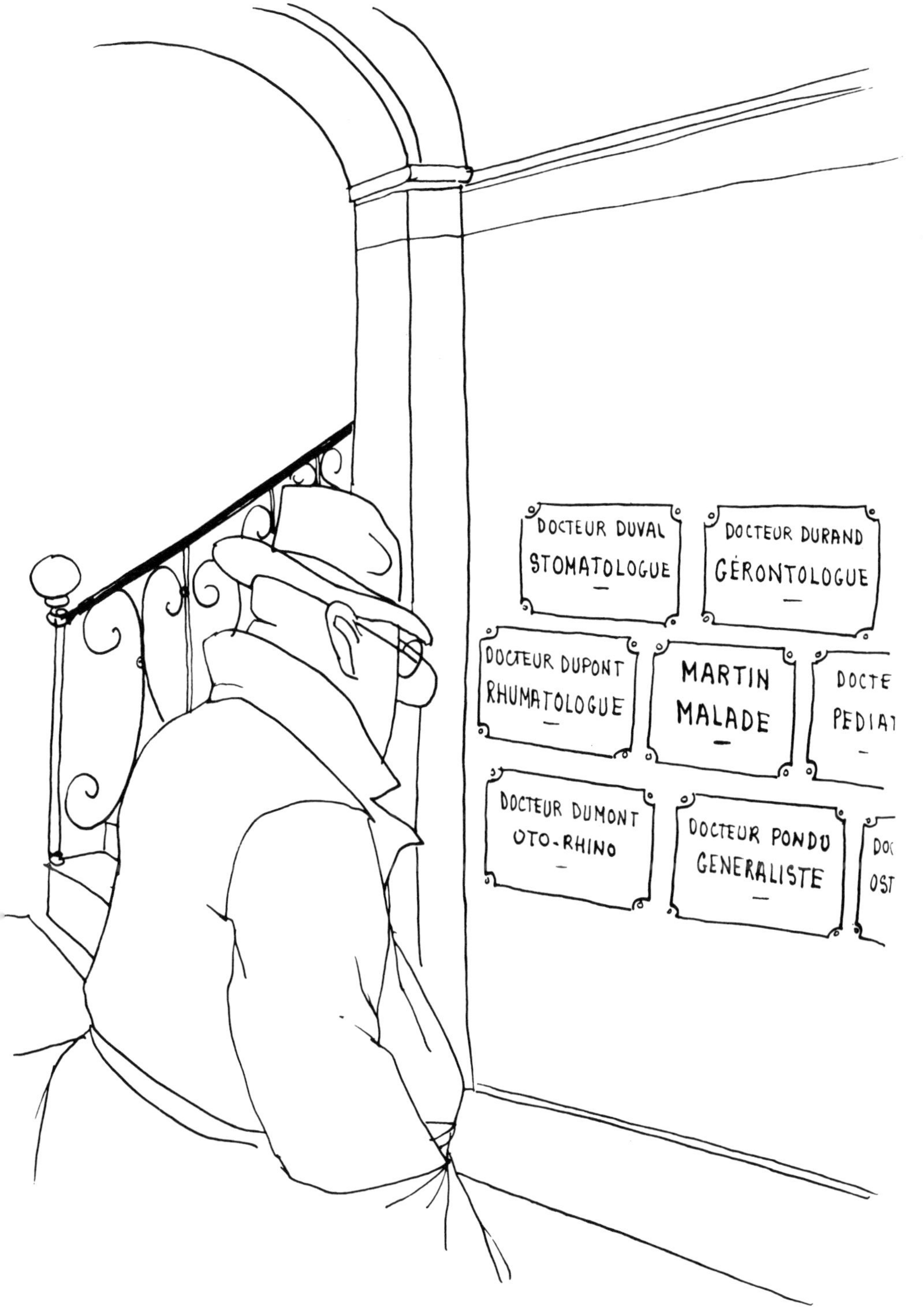
DOCTEUR DUVAL
STOMATOLOGUE
DOCTEUR DURAND
GÉRONTOLOGUE
DOCTEUR DUPONT
RHUMATOLOGUE
MARTIN
MALADE
DOCTEUR DUMONT
OTO-RHINO
DOCTEUR PONDU
GENERALISTE

PERFORMANCE

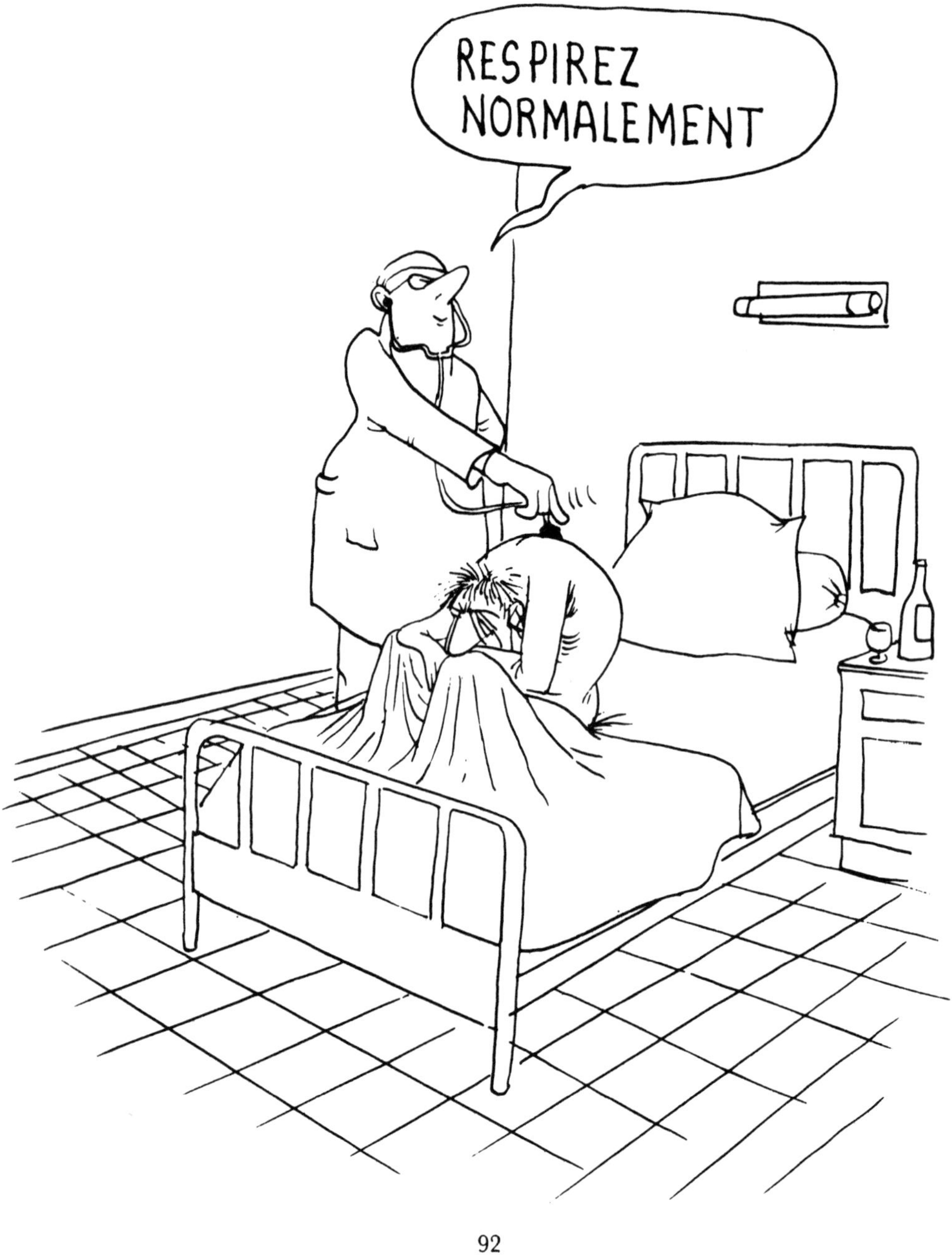

PERPLEXITÉ

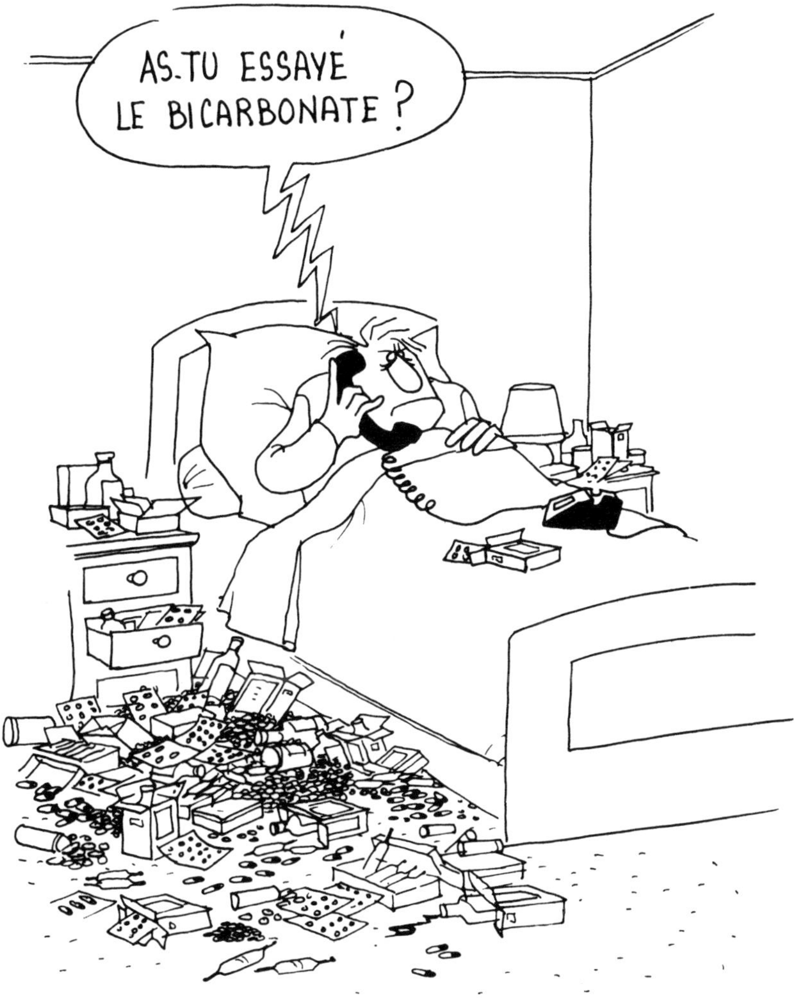

PETITES MISÈRES

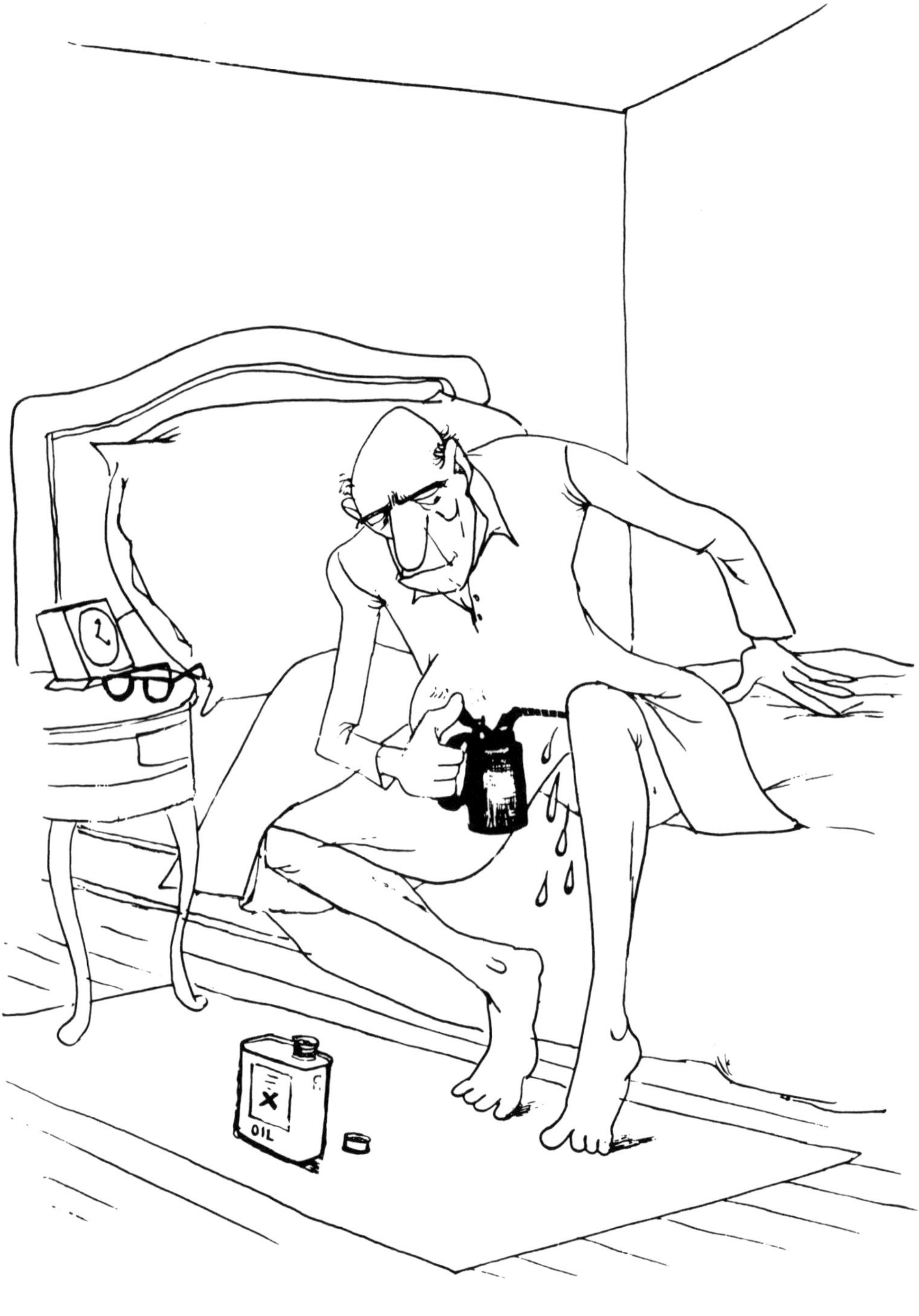

Les années passant, il arrive que le corps évolue à sa manière. Cela s'appelle « les petites misères ».

La différence fondamentale entre une maladie et les petites misères c'est que si la maladie est un problème, les petites misères ne sont que des évidences.

C'est tout un art de vivre avec ses évidences, car elles sont rarement prises au sérieux par l'entourage qui les considère comme la rançon de l'expérience.

Les petites misères sont multiples. Au début du cycle, à peine apparues, l'une chasse l'autre avant de faire bientôt cause commune et d'envahir le territoire.

Quand les articulations craquent, quand la vue baisse, quand le genou se fait mou et la nuque raide, il est plutôt plaisant de constater que l'on avait vécu jusque-là en ignorant l'existence même des éléments qui vous rappellent aujourd'hui leur chère présence.

La sagesse vous amène alors à compter vos pas, plus qu'à compter sur les autres.

PHARMACIEN

Le pharmacien de mon quartier s'appelle Champollion ; ce serait un descendant du célèbre égyptologue.

Il faut voir avec quelle habileté il parvient à déchiffrer l'ordonnance d'un médecin. Lorsque je lui remets ce cryptogramme, totalement illisible, il le parcourt d'un regard rapide et va sans hésitation me dénicher un ensemble de boîtes et flacons dont il est certain d'avoir découvert la trace sur mon papyrus. Il me semble même que parfois il le parcourt les yeux fermés, se contentant de passer son index sur les signes. Je ne l'ai vu hésiter qu'une fois sur la lecture d'une indication de deux boîtes de comprimés de Métabenzenedechloratedesodium aromatisés, mais il m'a avoué qu'il s'était couché tard la veille.

Mes médicaments s'empilent alors en pyramide sur son comptoir ; il dispose à la base les quatre grosses boîtes d'ampoules à renouveler, puis viennent les boîtes de comprimés et, au sommet, le flacon de gélules, une matin et soir pendant quinze jours. En période d'épidémie, j'ai vu se dresser en moins de deux : Khéops, Khephren et Mykerinos, toutes les trois remboursées par la Sécurité sociale.

Cet homme est d'une telle compétence que je me fais, à mon tour, un devoir de lui être agréable et je ne le quitte jamais sans lui avoir acheté une brosse à dents, deux flacons de bain moussant, une brosse à ongles, un peigne, une boîte de Cotons-Tiges, un paquet de Kleenex, une assiette à soupe pour bébé, un Thermos, et puis, je glisse discrètement, avant de partir, une petite pièce dans le tronc disposé à côté de la caisse, au profit de la lutte contre la lèpre.

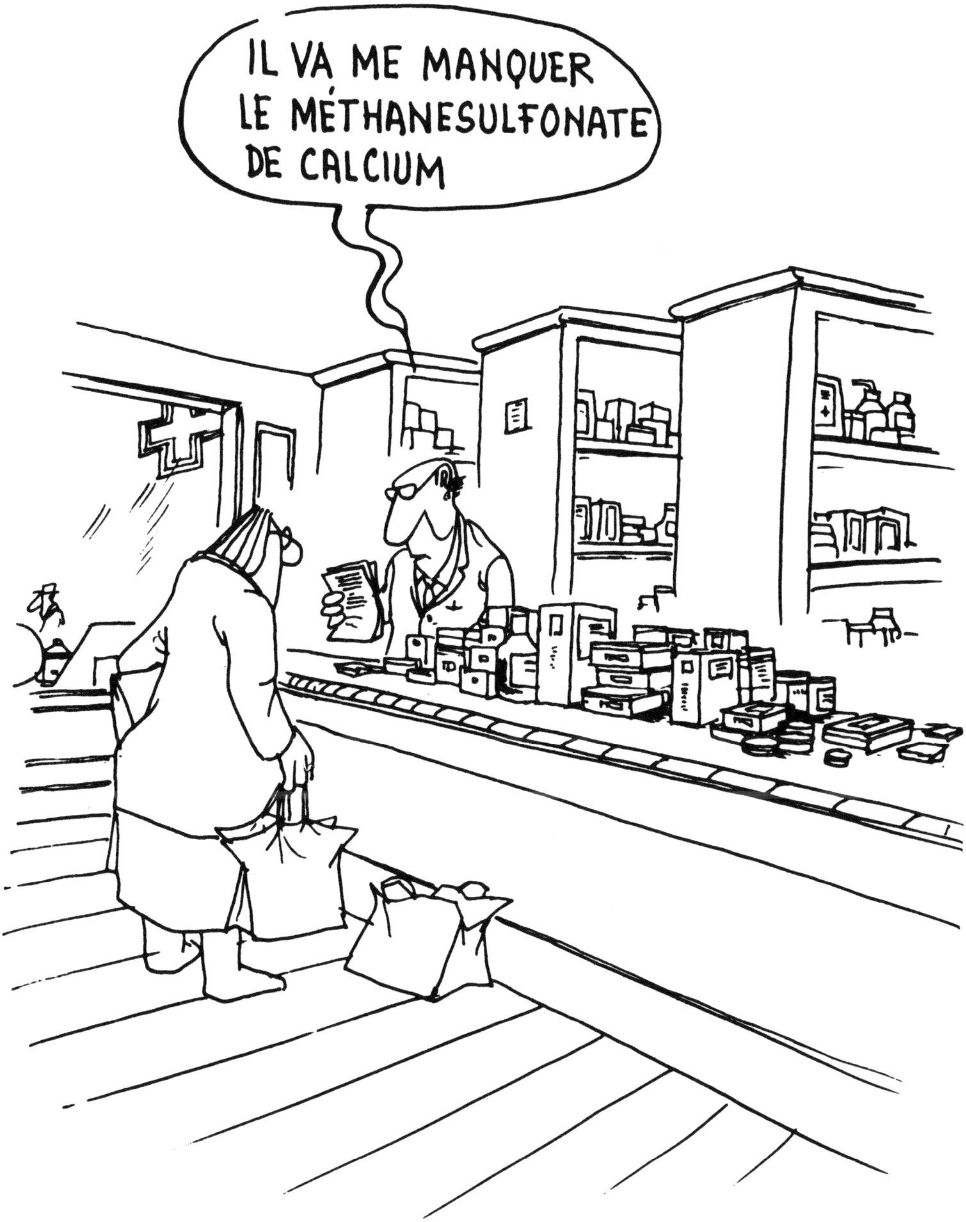
IL VA ME MANQUER
LE MÉTHANESULFONATE
DE CALCIUM

PLAISIR

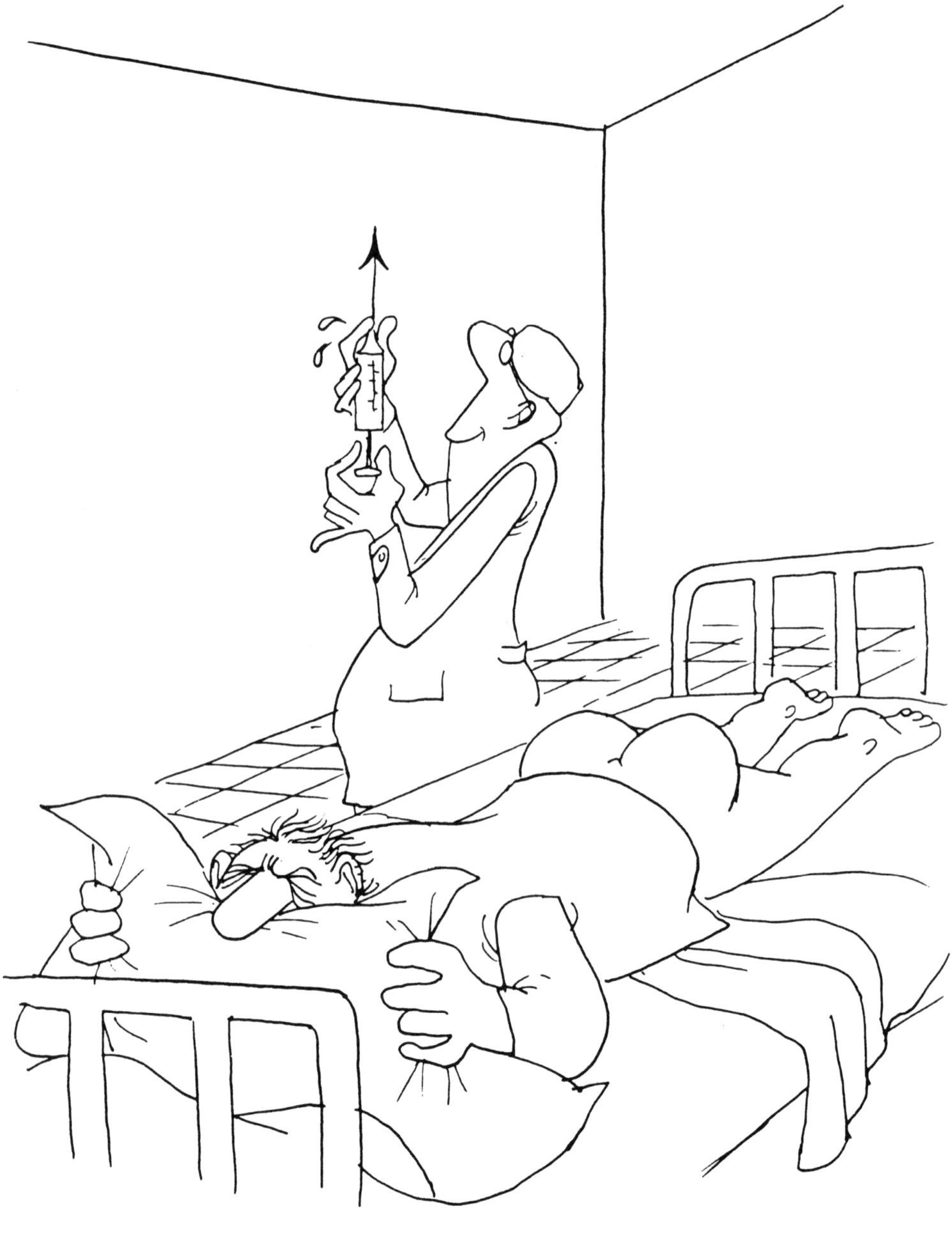

PROGRÈS

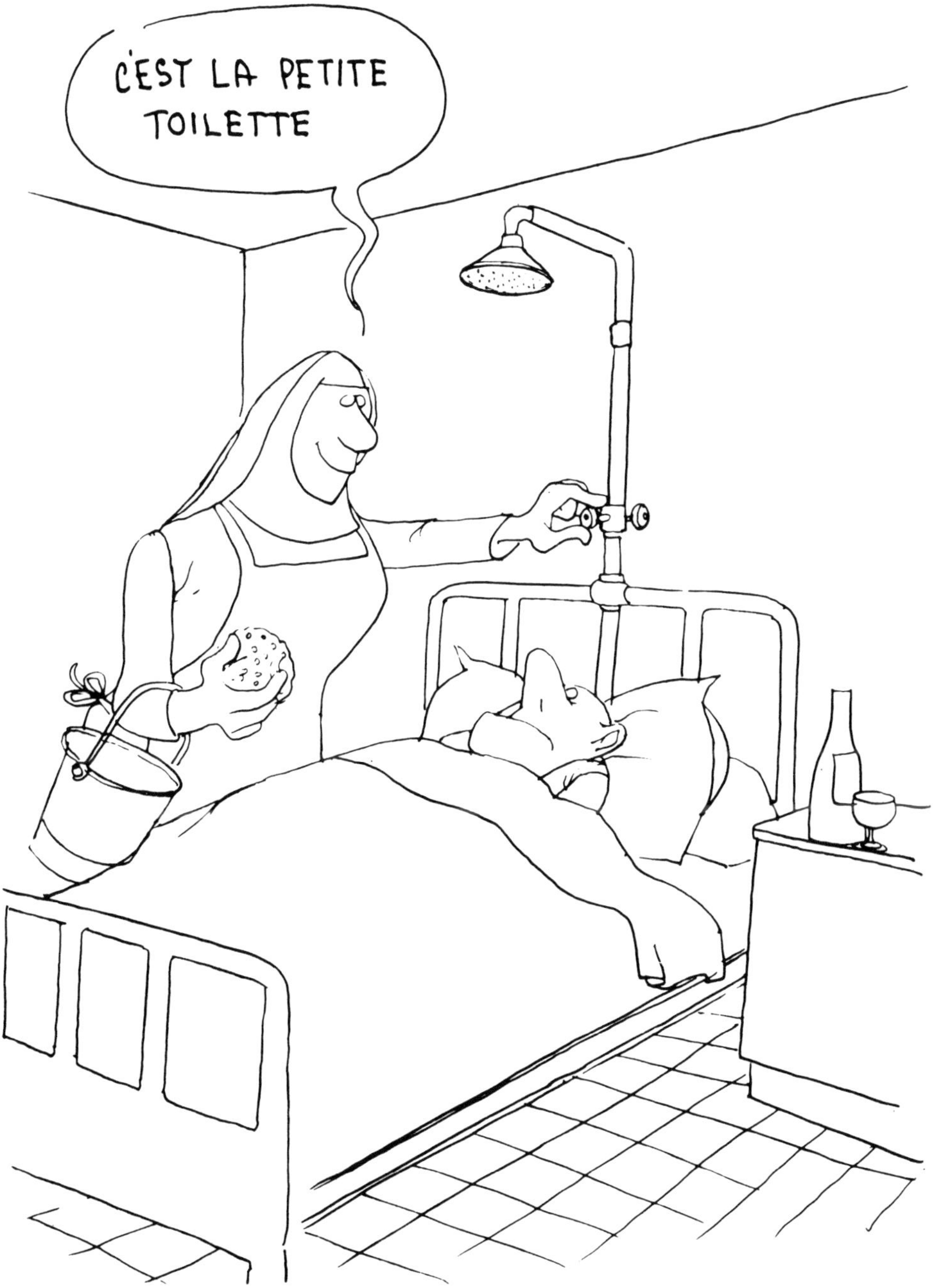

Radiographie

Lorsque mon médecin m'a montré ma radio, il m'a aussitôt rassuré. « Tout va bien » a-t-il dit en commentant le document fixé sur un panneau lumineux.

Je pouvais effectivement distinguer avec précision, d'après lui, la mer de Chine, la Malaisie, cette petite tache à gauche, les Philippines, avec peut-être un petit engorgement sans gravité sur Mindanao. « Il y avait, me fait remarquer le géographe, un flou du côté de la Chine méridionale, mais nous recevons peu d'informations de cette région, aussi en sommes-nous réduits aux suppositions. »

Il me conseilla, cependant, en piquant du bout du doigt sur un endroit précis, de surveiller mon territoire de Hong-Kong, sujet, disait-il, à quelques troubles dans les temps à venir. J'avais, en revanche, le Formose en parfait état, quoique traversé par le tropique du Cancer.

Ce survol terminé, il m'ausculta l'Hexagone, et me renvoya dans mes foyers, ma radio sous le bras.

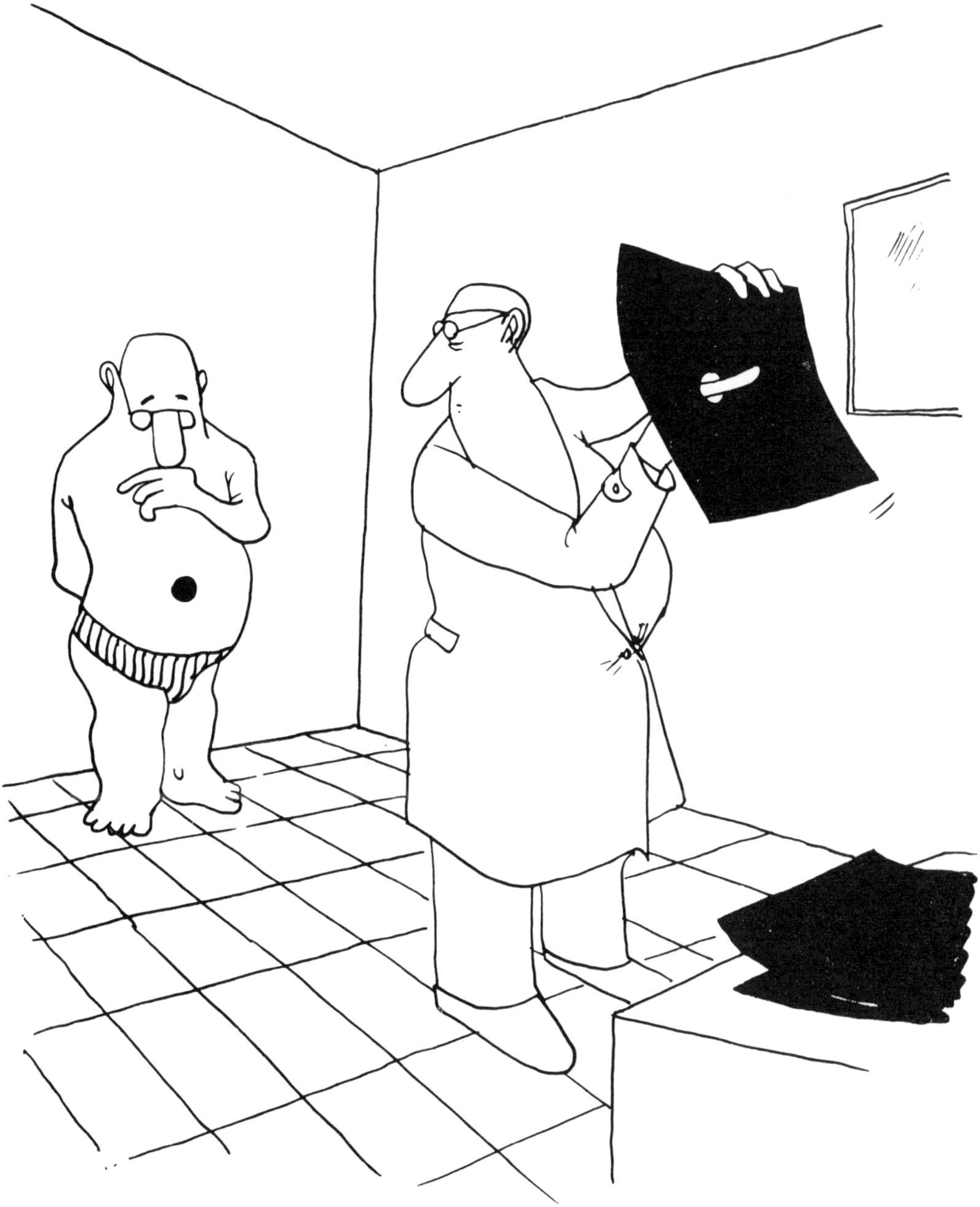

RÉGIME

Je m'y attendais, je savais que ça allait me tomber dessus, je m'attendais au pire, je n'ai pas été déçu, cela a dépassé toutes mes désespérances.

Il m'a soupesé du regard et de la balance, il m'a palpé, tâté, sondé, puis il m'a dit : « Cela va vous demander un peu de bonne volonté. »

Il a marqué un temps d'arrêt qui m'a paru une éternité, puis le couperet est tombé.

« Plus de farineux, évitez les matières grasses, pas de sel, supprimez les plats en sauce, les féculents ; surtout abandonnez les charcuteries et les radis et le chou et les artichauts et les fraises et les framboises et le bon vin que vous avez bu, les viandes, les crèmes, les oignons, la béchamel, les œufs, les fritures, le gibier, les abats, le boudin, les pâtisseries, les rognons, la langue de bœuf et le petit salé. »

J'étais devenu livide.

L'homme, qui était manifestement un professionnel, (on sentait que je n'étais pas le premier à qui il faisait le coup) ajouta : « Et bien sûr vous fumez ? »

Je baissais les yeux.

« Plus de tabac, et pas une goutte d'alcool. »

Je voyais dans son regard s'éloigner les plus belles années de ma vie...

Depuis ce jour, je suis au riz à l'eau, au bouillon de légumes et aux biscottes sans sel.

Je viens d'atteindre l'âge respectable de cent vingt ans, et me demande encore si c'est bien raisonnable. Aussi ai-je décidé une entorse à mon régime ; je vais me mijoter ce soir un petit plat de pissenlits par la racine.

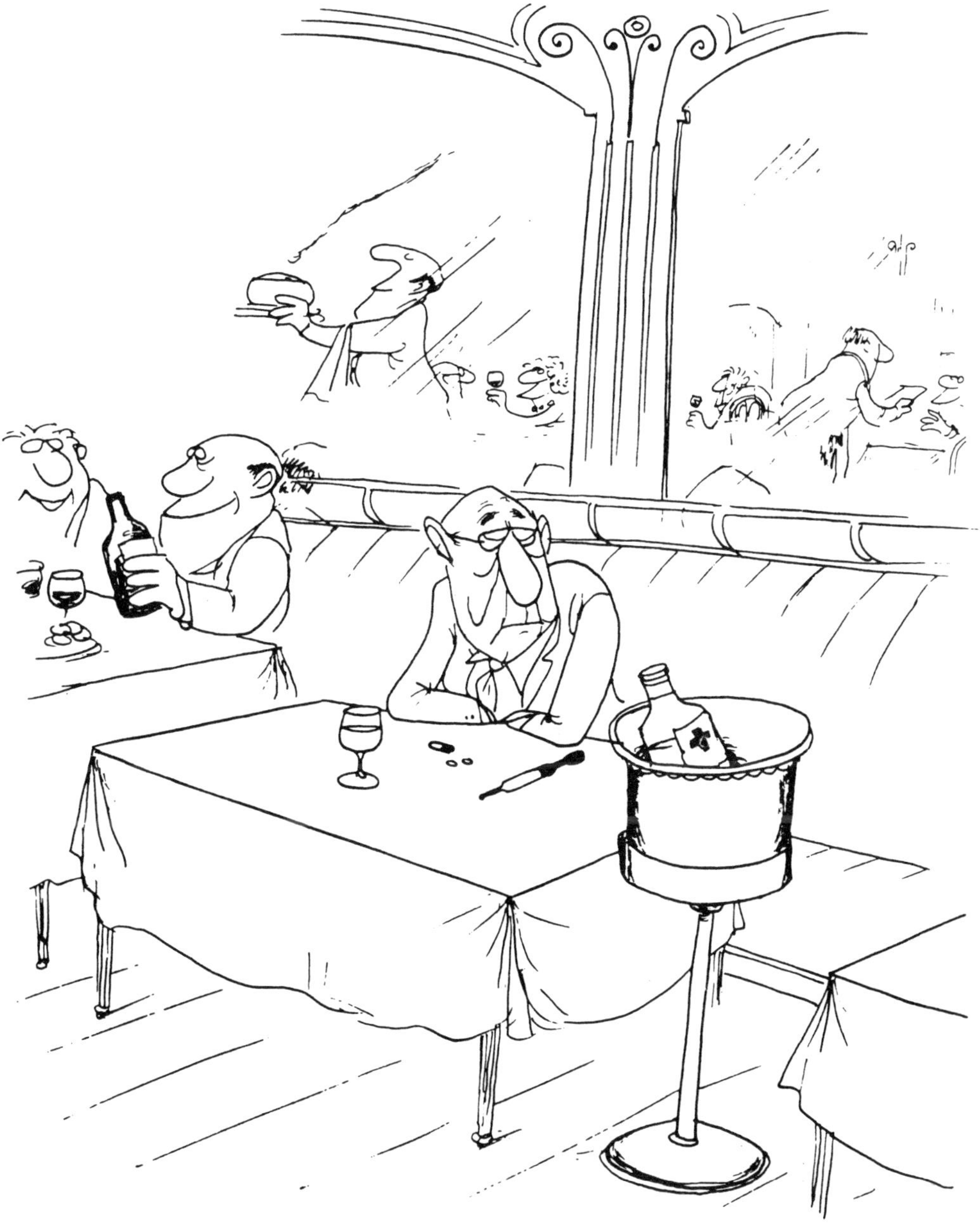

RENSEIGNEMENT

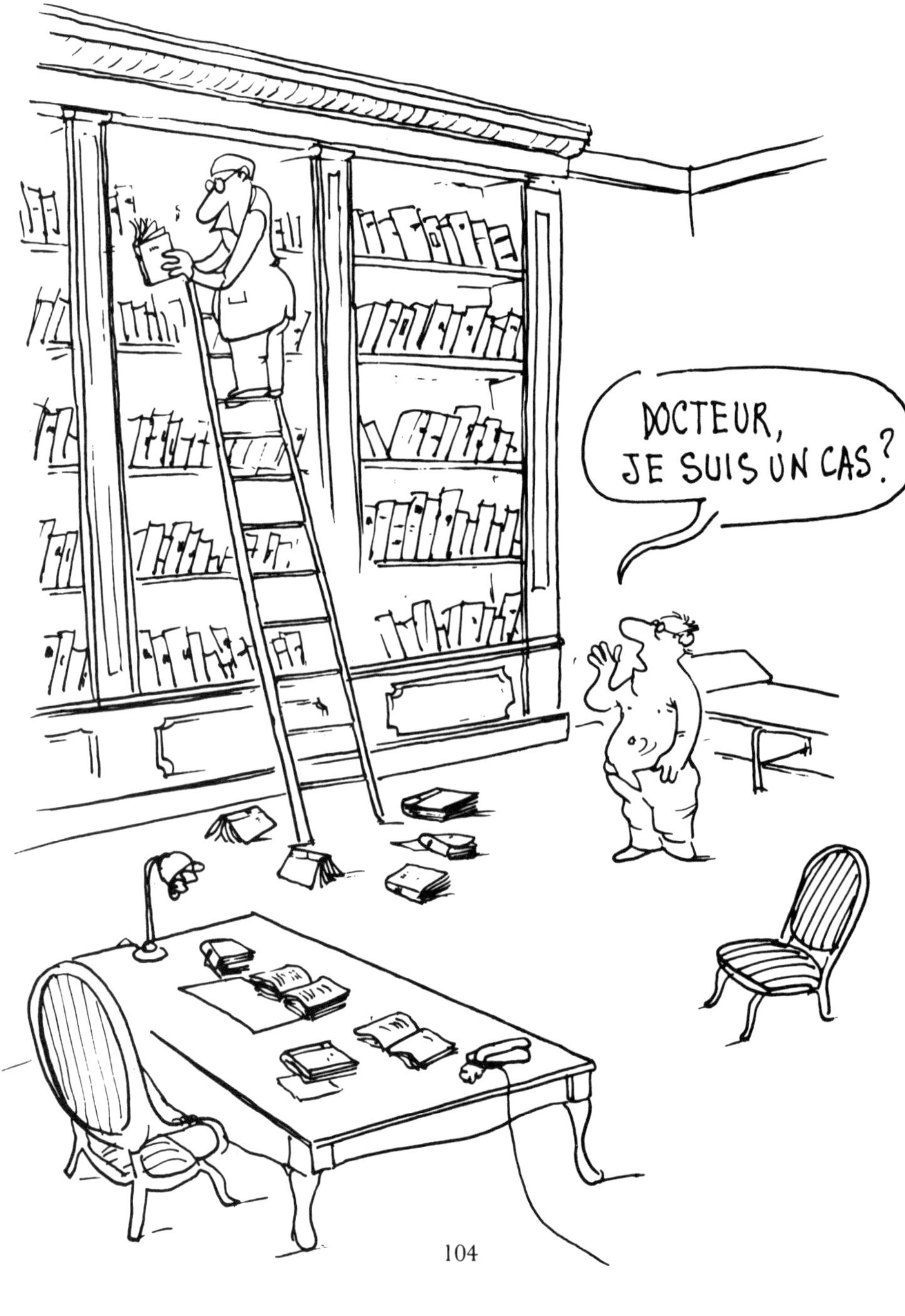

REPAS D'AFFAIRES

Certaines personnes ont la détestable habitude de vous couper l'appétit avant même que le repas ait véritablement commencé.

Alors que vous faites tinter vos glaçons dans votre verre de Whisky, votre vis-à-vis, tout en trempant le bout des lèvres dans un verre de jus de tomate non assaisonné, sortira de son gilet une petite boîte en argent qu'il disposera à côté de son assiette. Au moment de choisir le menu vous proposerez aimablement de partager une côte de bœuf pour deux, il posera sur vous un regard attristé en choisissant pour lui une purée accompagnée de deux rondelles de tomate, vous laissant libre de votre choix. Il vous laissera le soin du vin ne buvant que de l'eau.

Vous attaquez votre entrée de hareng baltique pendant qu'il dispose pilules et gélules devant lui. Il profitera de votre côte de bœuf pour se faire trois comprimés et une gélule, gardant pour le dessert une poudre blanche qui lui sert d'emplâtre car « il est au régime ». Vous lui assurez que cela ne se voit pas.

Vous aurez la délicatesse de lui laisser l'addition.

À la porte du restaurant il vous frappera gentiment sur l'épaule en vous disant :

– Bon ! on se téléphone et on se fait une bouffe.

RÉVEIL

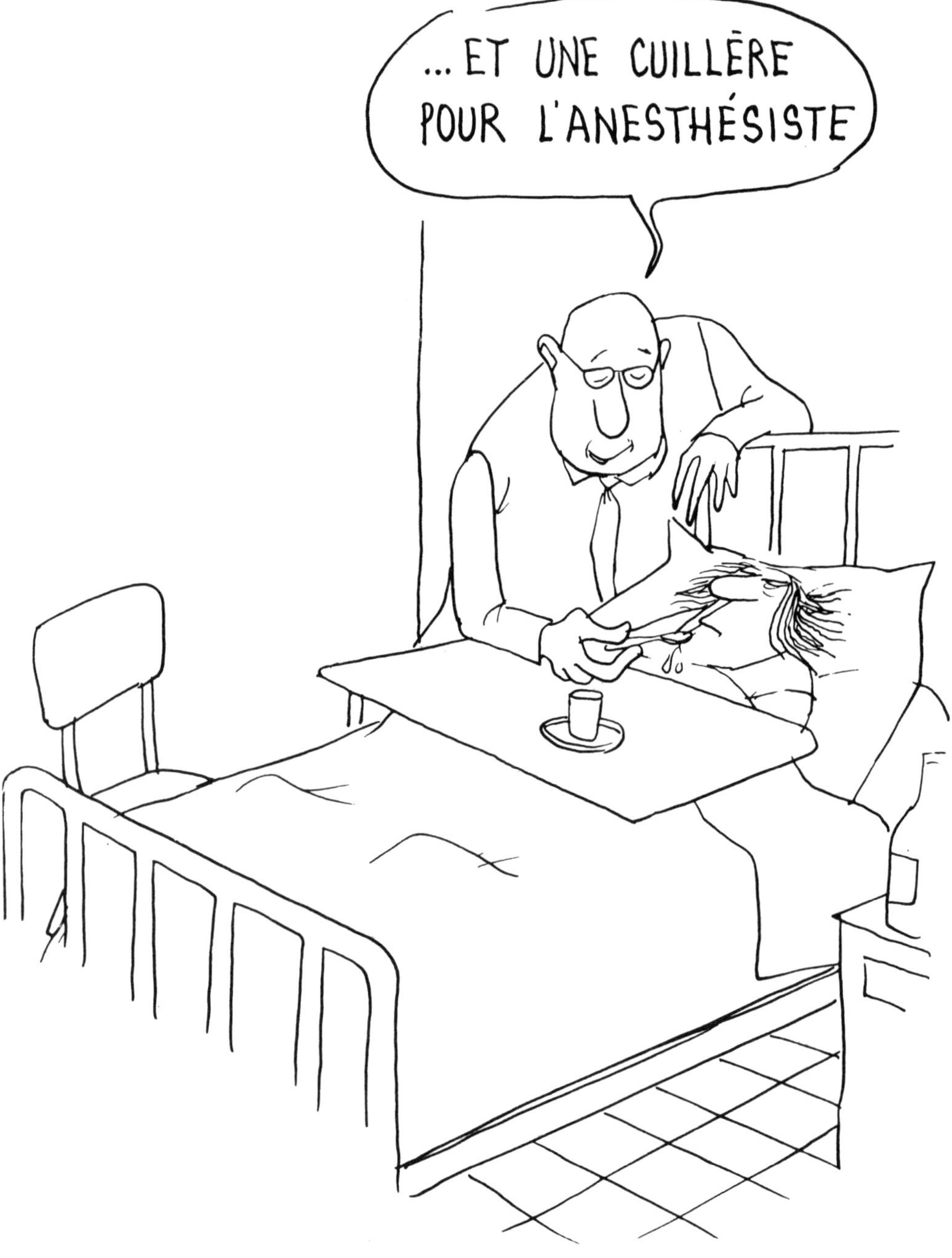

RYTHME

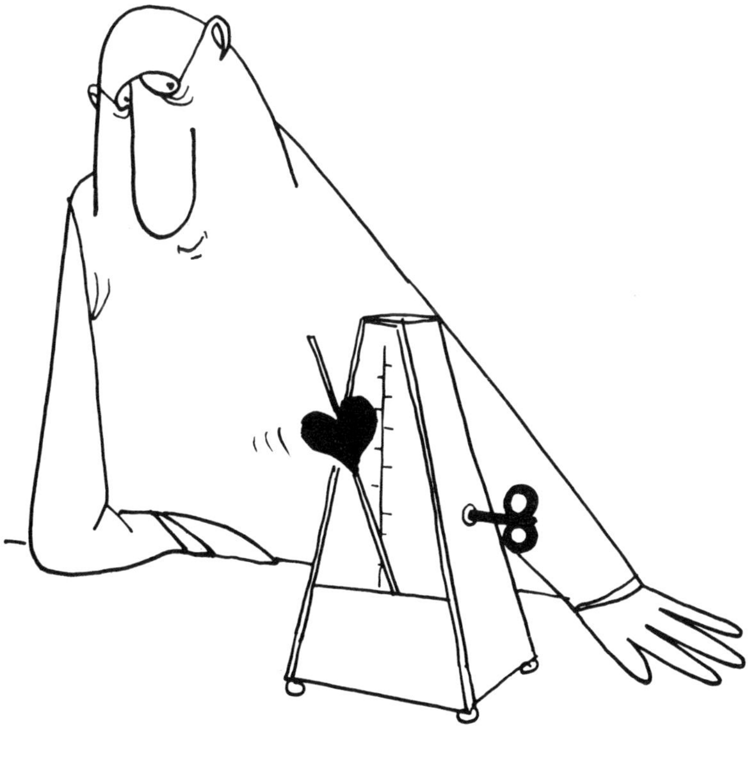

RUMEUR

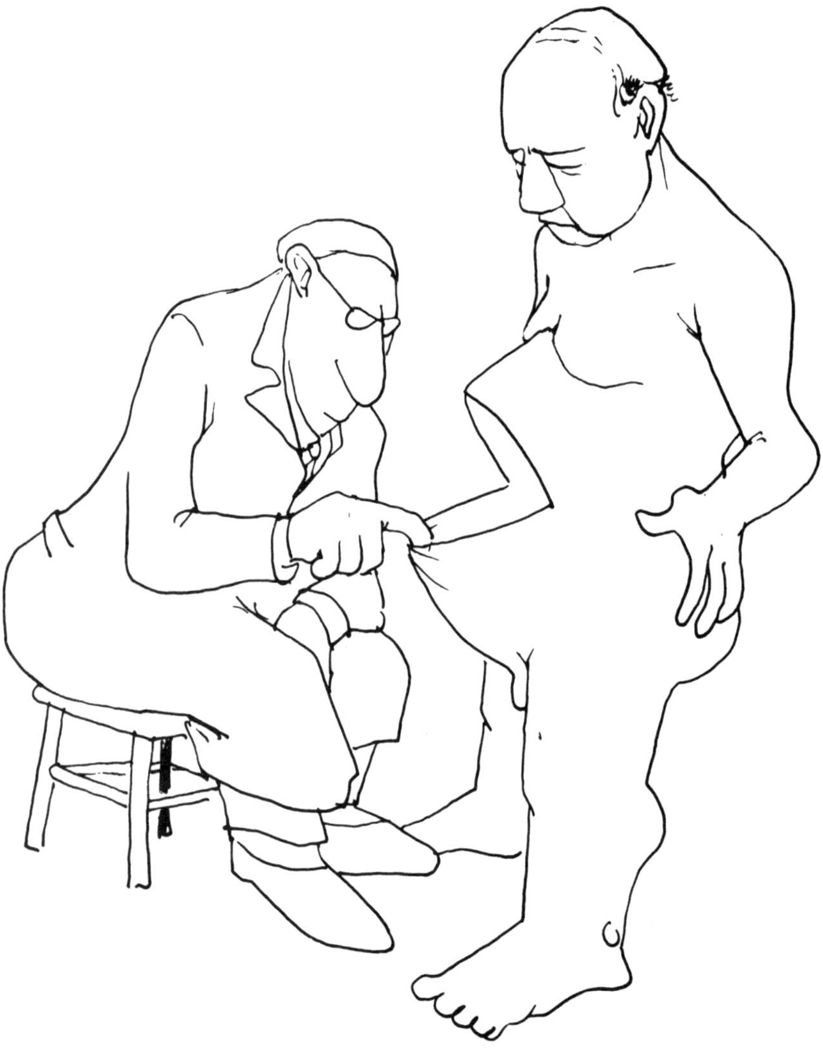

Il s'agit d'une partie de l'individu dont les moyens d'expression multiples s'expriment à titre individuel, et parfois, à la surprise générale, y compris celle de l'intéressé.

Profitant le plus souvent d'un creux dans la conversation pour émettre son opinion, il est capable de souffler le chaud et le froid, et même d'envenimer l'atmosphère.

Dans la bonne société, ses propos ne sont pas relevés, chacun feint de n'avoir rien entendu, et poursuit la conversation sans chercher à savoir d'où vient le vent.

Cependant, il n'est pas dit qu'un petit gargouillis de-çi, de-là, n'amuse la compagnie, à condition bien sûr de ne pas en abuser.

Si le pet, puisqu'il faut appeler celui-ci par son nom, est intempestif, il est de bon ton de faire l'indifférent, en laissant planer un doute sur son origine, tout en plongeant courageusement son regard dans celui du voisin.

S.A.M.U.

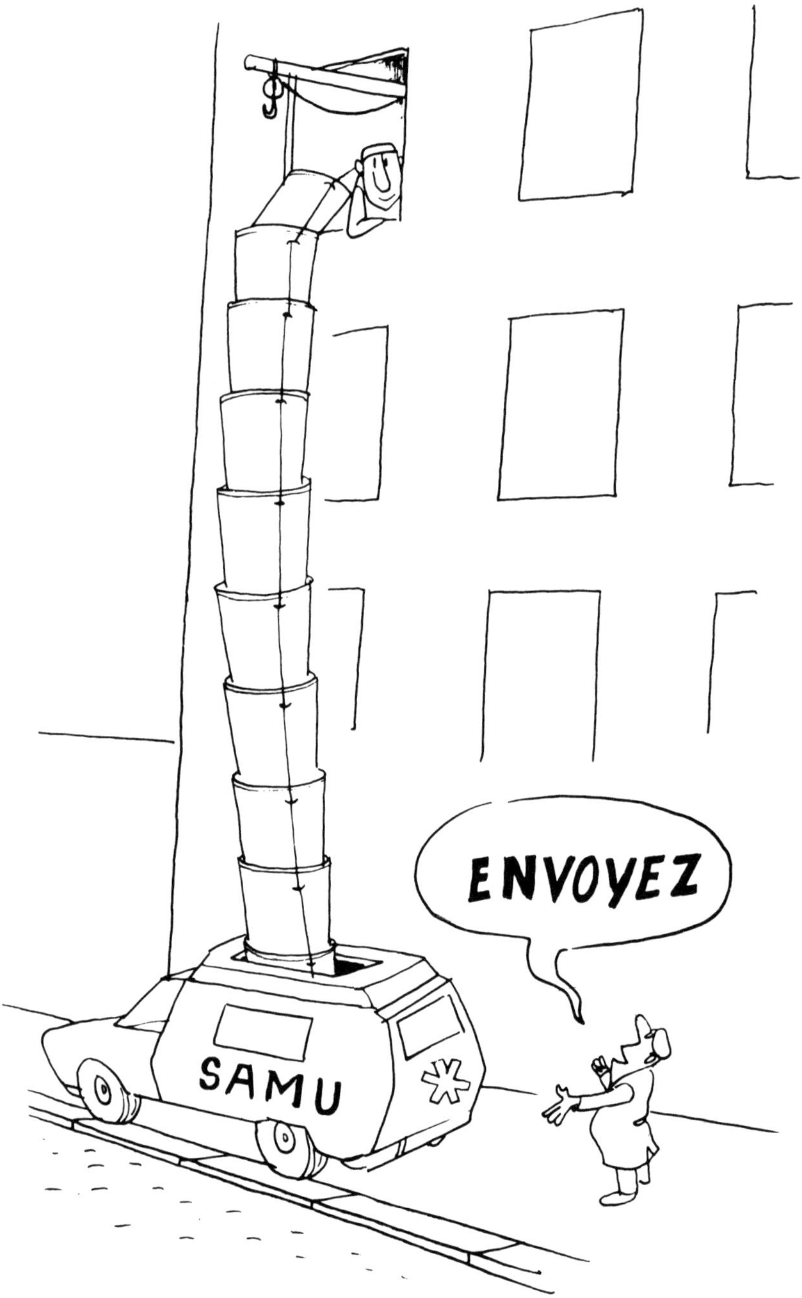

Combien de fois, alors qu'en voiture vous étiez pris dans un embouteillage, avez-vous envié ces ambulances qui se frayent un passage à grands coups d'avertisseurs ?

Cette fois vous voici dedans, profitez-en bien. Le confort est parfait, l'éclairage tamisé, la couche douillette, une présence amicale et rassurante à vos côtés, et vous souriez en imaginant les pauvres bien portants, ces mal-roulants qui se poussent sur les bas-côtés pour vous laisser passer ; certains verront leur système nerveux dégradé définitivement, il y aura des pleurs et des crissements de pneus, peut-être même quelques plaies et bosses.

Vous souriez en pensant au petit malin qui colle à l'ambulance en espérant profiter de son sillage et qui, le visage crispé, finira par se faire coincer par plus malin que lui... et vous, vous êtes là, étendu et détendu.

Il faut savoir considérer le bon côté des choses.

SANTÉ À DEUX VITESSES

Les bienfaits de la Médecine
sont très mal répartis.

C'est pas fifty-fifty.

Le tiers payant d'un côté,
le tiers-monde de l'autre ;
en abusant de l'un
on désabuse les autres.

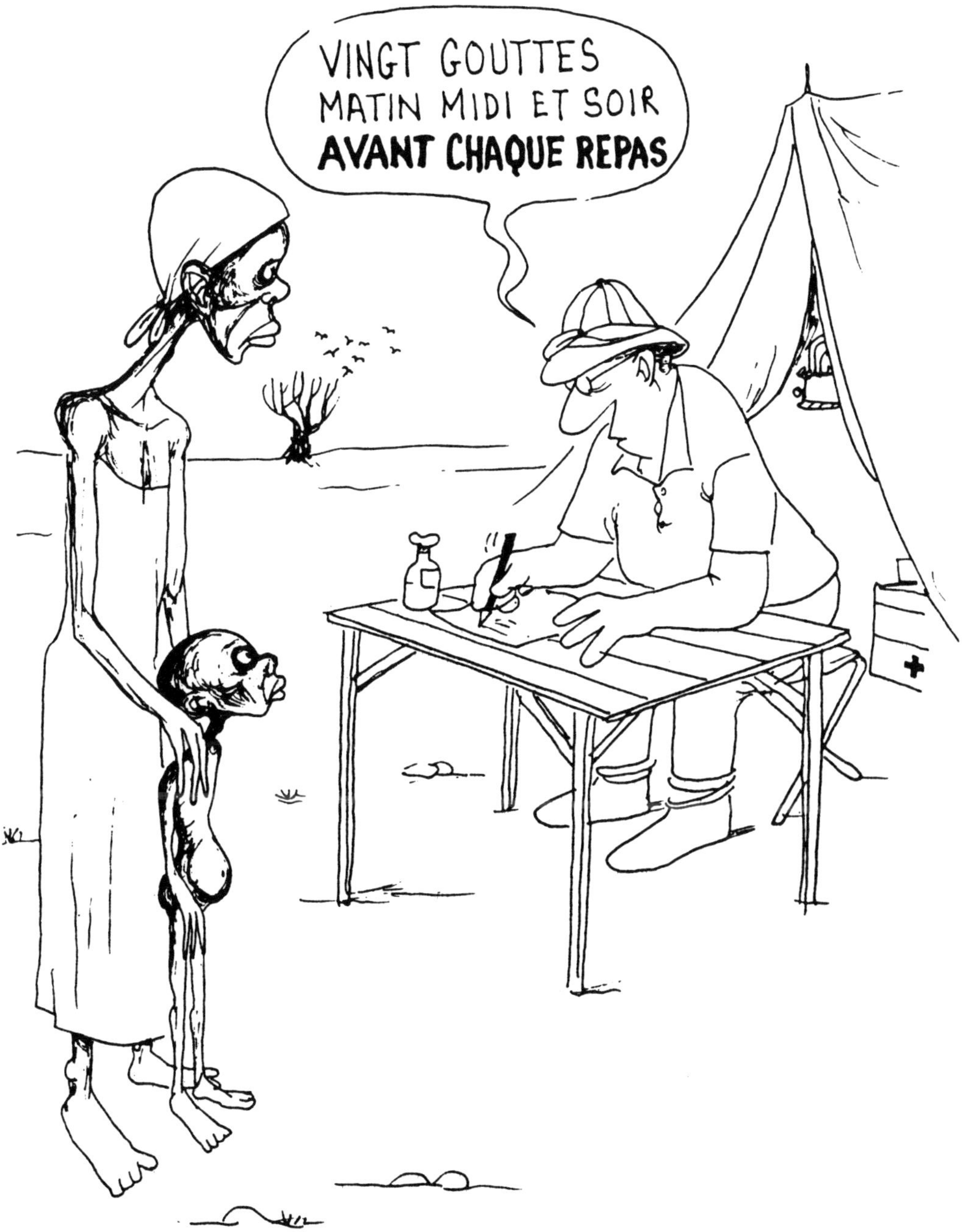
VINGT GOUTTES
MATIN MIDI ET SOIR
AVANT CHAQUE REPAS

SECRET MÉDICAL

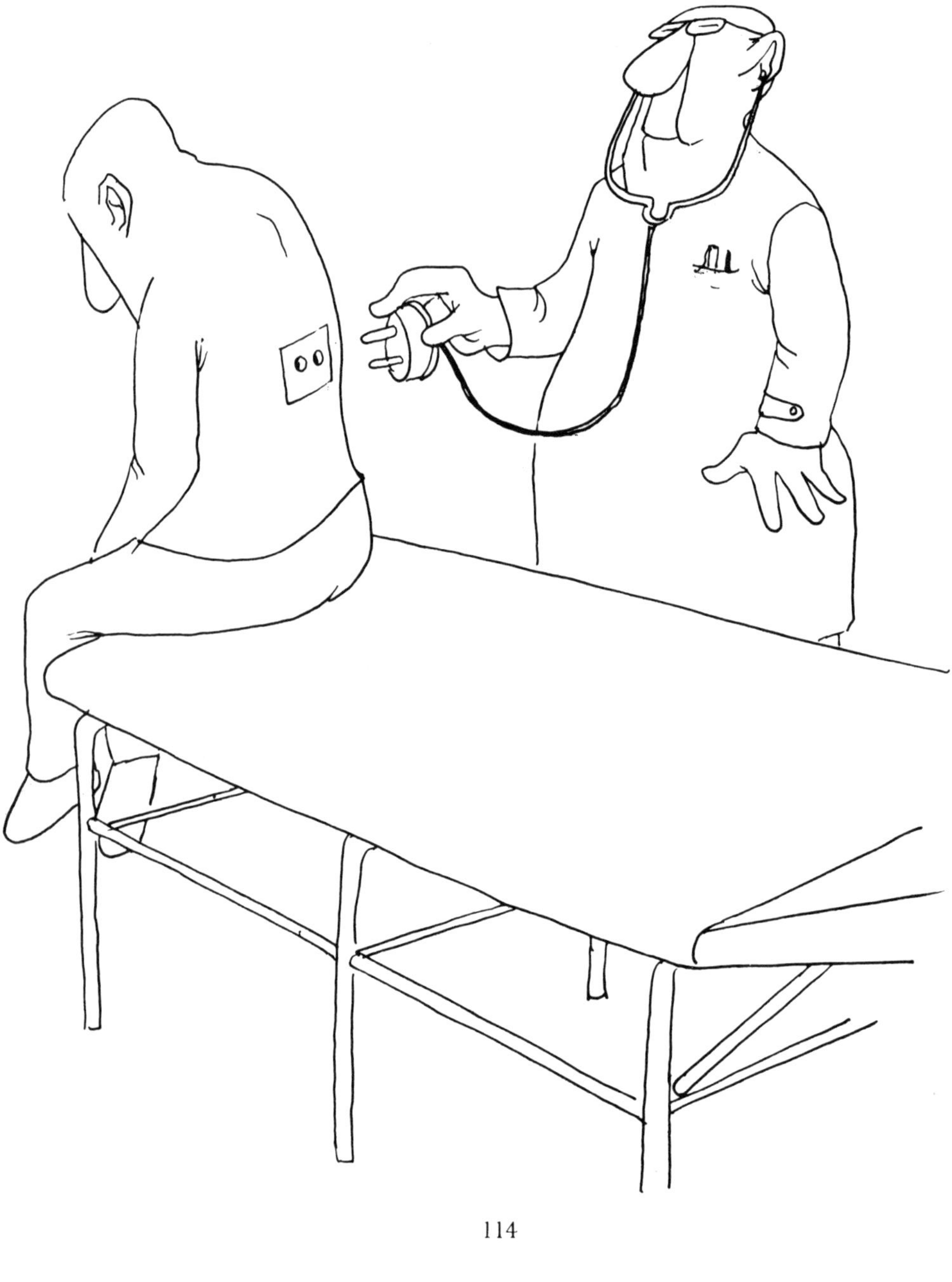

Très scrupuleux en la matière, le docteur ne disait jamais rien à ses malades.

C'était le secret le mieux gardé de toute la profession.

Il gardait jalousement pour lui son diagnostic, et son mutisme n'avait d'égal que sa réputation : elle lui valait une nombreuse clientèle.

Impossible de déchiffrer dans son attitude le moindre signe précurseur d'un symptôme.

Il vous auscultait en silence en regardant le plafond, il vous tâtait l'abdomen puis s'en lavait les mains. Ceci fait, l'homme de science s'en allait se retrancher dans le secret de son cabinet pour vous rédiger une ordonnance.

On venait chez lui avec le secret espoir de ne rien savoir, et on repartait rassuré.

SILENCE

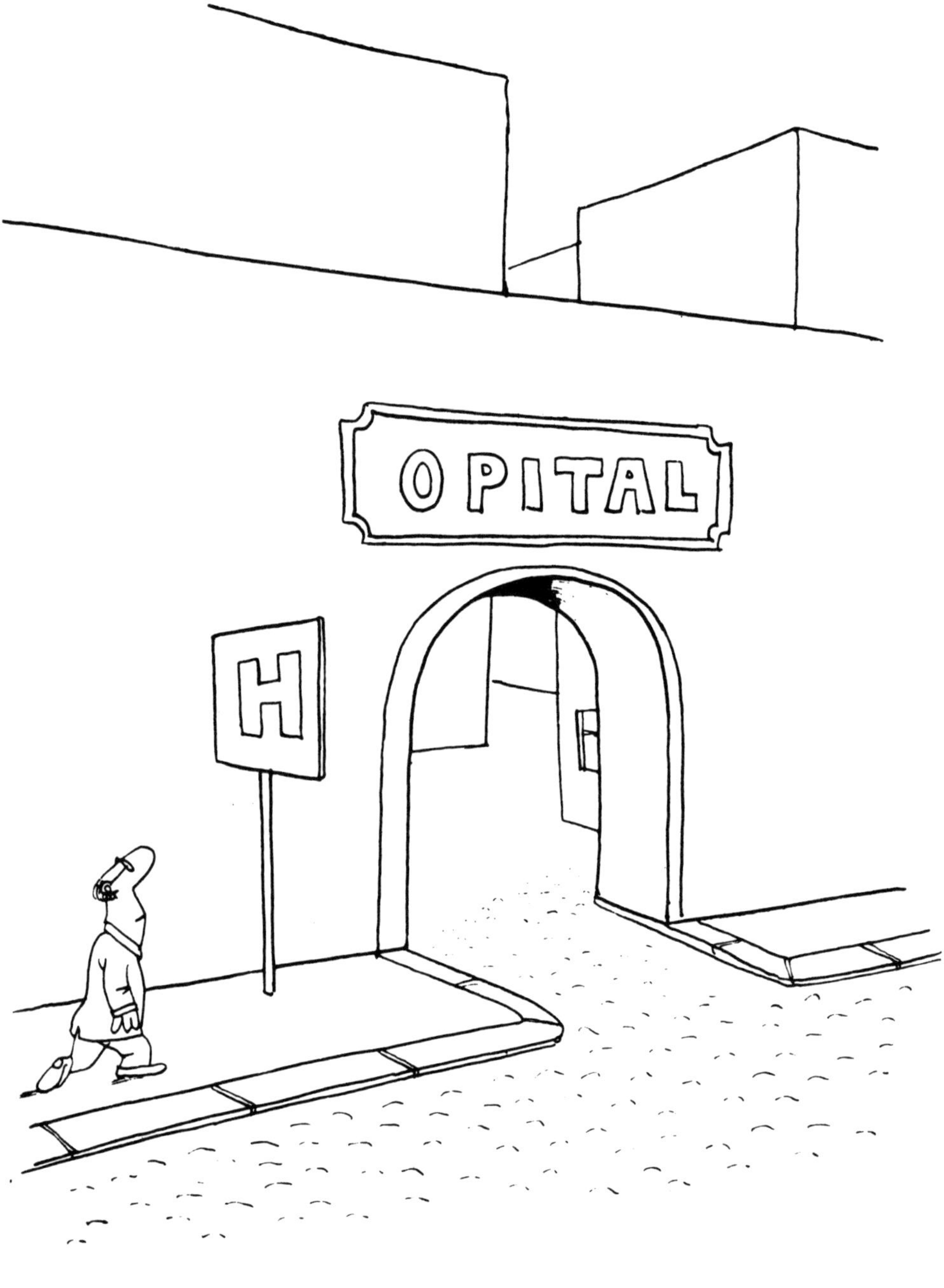

SINUSITE

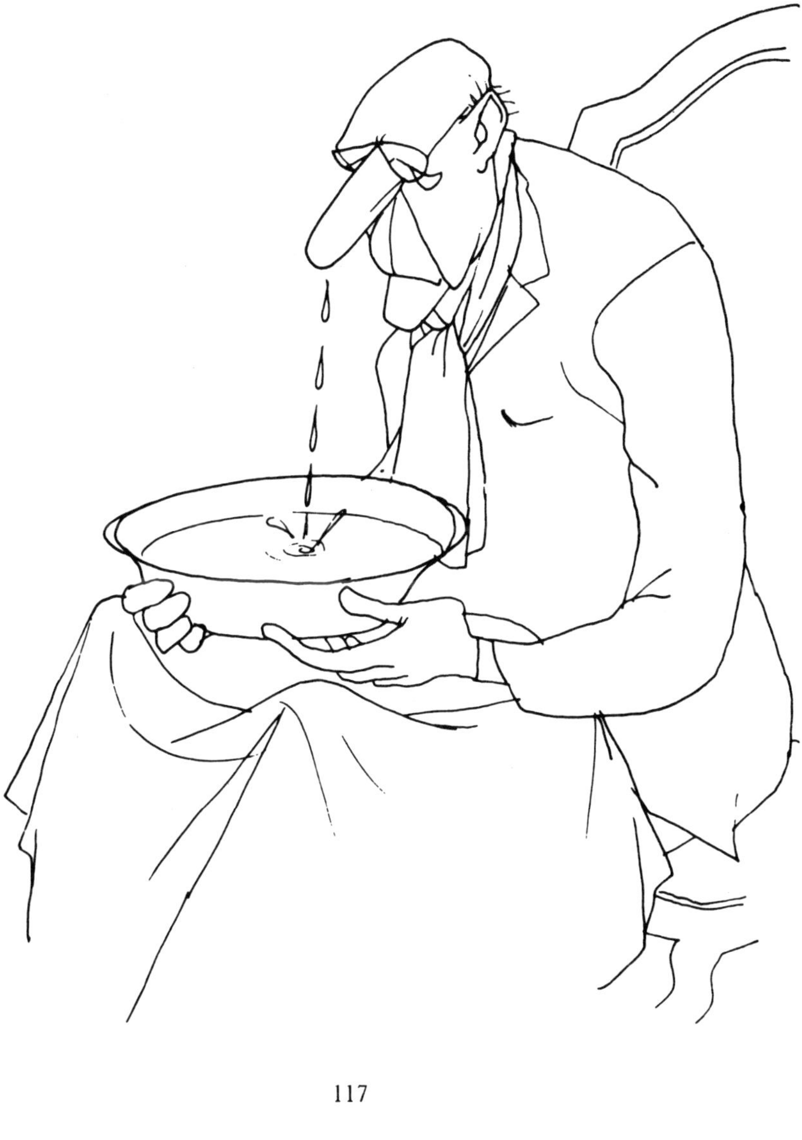

LE SPÉCIALISTE

Après avoir consulté sans succès notable tous les médecins de la place de Paris, il se décida enfin à prendre rendez-vous avec ce spécialiste bardé de diplômes dont on disait tant de bien.

Ce notable habitait un hôtel particulier dans les beaux quartiers. Un serviteur maltais le fit entrer dans une salle d'attente de soixante-dix mètres carrés. La pièce était meublée avec goût, sur les murs étaient accrochés quelques Matisse, deux ou trois Picasso et un discret Manet.

Les sièges étaient Louis Le Quinzième, les tapis d'Orient et le silence d'or. Tout ceci était fait pour le mettre en confiance, un homme ainsi meublé ne pouvait pas être un maladroit, et pourtant il ne pouvait s'empêcher d'éprouver un certain malaise en calculant que le remboursement de la Sécu ne saurait à lui seul satisfaire cet homme de l'art, et qu'il lui faudrait arrondir sérieusement le pourboire.

La pendule Boule égrena ses minutes entre deux candélabres d'argent, il sentait grandir en lui une redoutable inquiétude.

La petite boule qu'il avait, lui, à l'estomac, en arrivant ici, et qui justifiait sa présence en ces lieux, lui remontait maintenant dans la gorge.

Il se leva, fit quelques pas dans la vaste pièce et s'approcha d'un petit Rembrandt qui lui avait échappé jusque-là, la facture en était bonne. Il repensa à la sienne. Il s'allongea sur une méridienne du XVIIIe s., tapissée d'Aubusson.

L'angoisse le gagnait, il dénoua sa cravate, dégrafa sa chemise de coton, un bouton s'en alla rouler sous une statuette égyptienne de la troisième dynastie.

Il refit ses comptes, et, bien qu'il acceptât l'idée que la santé n'ait pas de prix, il s'aperçut qu'il risquait de vivre au-dessus de ses moyens.

Il rendit l'âme sur-le-champ, par souci d'économie.

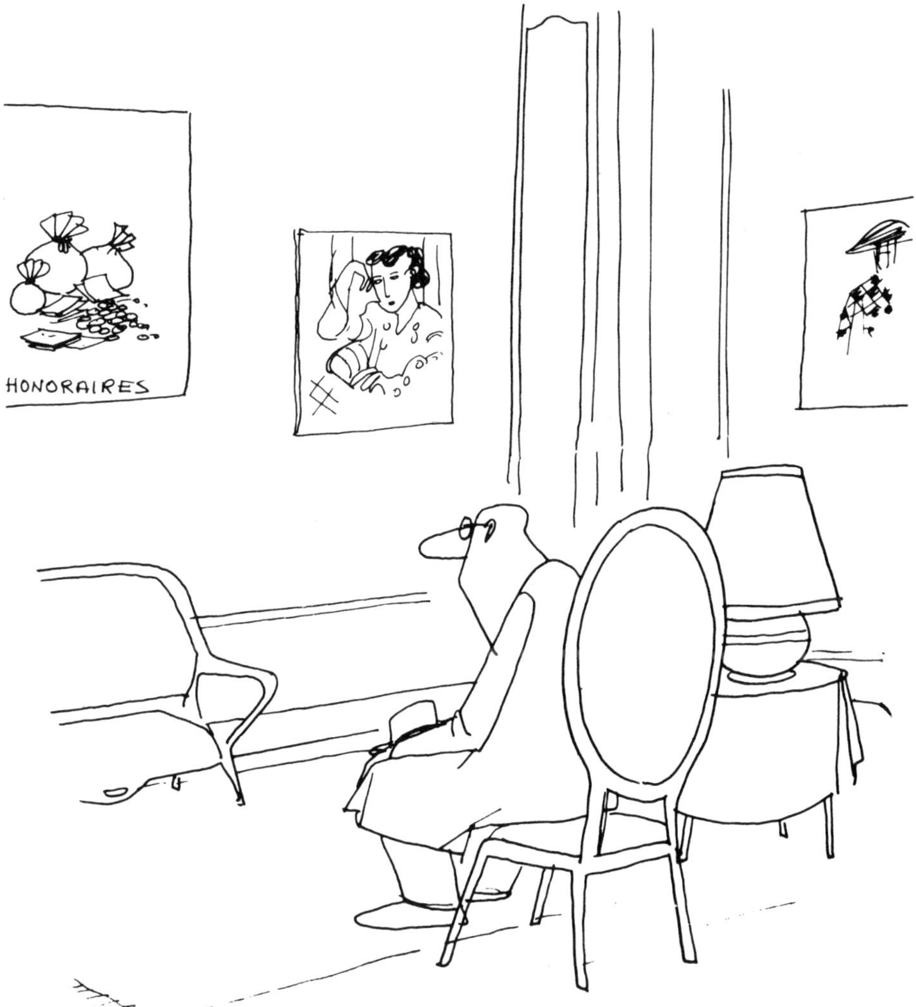

STRESS

Plus vulgairement appelé « syndrôme généralisé d'adaptation », le stress est la maladie du monde moderne.

Le stress est particulièrement bien coté chez les cadres supérieurs, où il correspond à un train de vie ; on a son stress, comme on a sa belle voiture. Certains stressent pour un oui, d'autres pour un non ; les plus nombreux stressent pour les deux.

Le « speed », en revanche, peut être considéré comme le stress du pauvre ; il habite en grande banlieue et utilise les transports en commun.

Quand le stresseur trinque, le speedeur se shoote.

À la suite d'une promotion sociale trop rapide, un speedé peut stresser ; il passera alors dans la catégorie supérieure avec tous les avantages qui en découlent, et sera admis dans le cénacle de la suprême angoisse.

Méfions-nous, le stress peut être contagieux. Il se propage à la vitesse de l'ambition, l'antidote en serait la sérénité, mais ce produit se fait de plus en plus rare de nos jours.

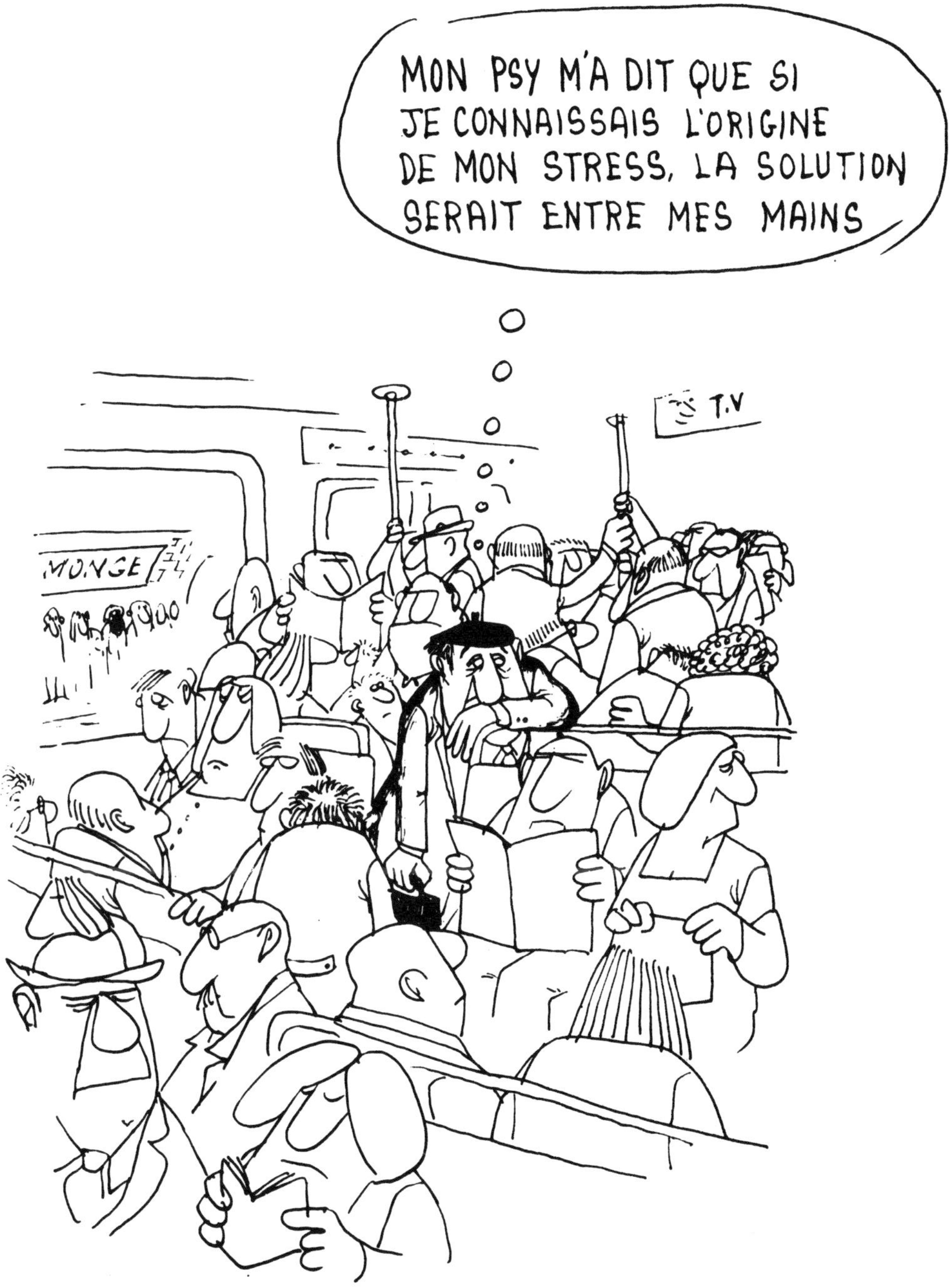
MON PSY M'A DIT QUE SI JE CONNAISSAIS L'ORIGINE DE MON STRESS, LA SOLUTION SERAIT ENTRE MES MAINS
T.V
MONGE

SYMPTÔME

Il ne faut pas attendre qu'il soit trop tard pour consulter, on ne répètera jamais assez qu'il faut, en temps voulu, faire appel à la science.

Le symptôme est farceur de tempérament et indépendant de votre volonté. Il se déplace rapidement, non sans un certain humour, afin de tester votre capacité d'analyse. Une petite douleur insignifiante sur le côté droit un jour, peut très bien se retrouver à gauche le lendemain. Chaque nouveau symptôme a la particularité d'effacer le précédent.

Vous n'aurez pas le temps de vous ennuyer pendant cette période exploratoire, et, grâce à votre dictionnaire médical, vous savez que vous êtes condamné à plus ou moins brève échéance. À partir de ce moment, le symptôme va jouer avec vous au chat et à la souris, il est passé par ici, il repassera par là.

Vous croyez l'avoir localisé du côté du foie, c'est l'instant qu'il choisira pour vous faire la nique dans la nuque.

Lorsque l'angoisse aura enfin remplacé l'inquiétude, il sera alors temps de vous rendre chez le médecin. Vous constaterez que les symptômes auront totalement disparu, la politesse voudra cependant que vous lui fassiez part de vos anciennes inquiétudes, ce qui amusera l'un et l'autre énormément.

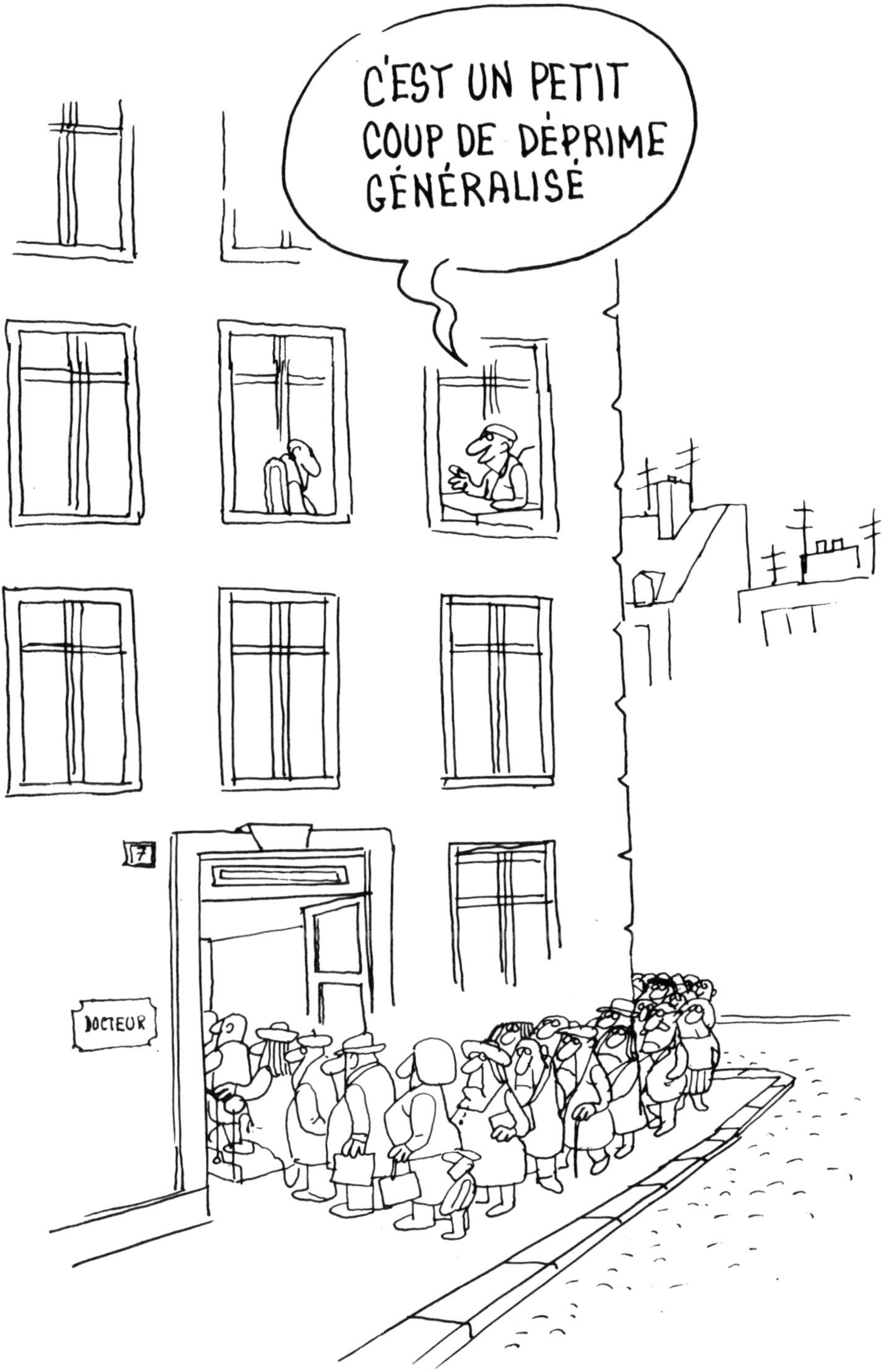
C'EST UN PETIT COUP DE DÉPRIME GÉNÉRALISÉ
7
DOCTEUR

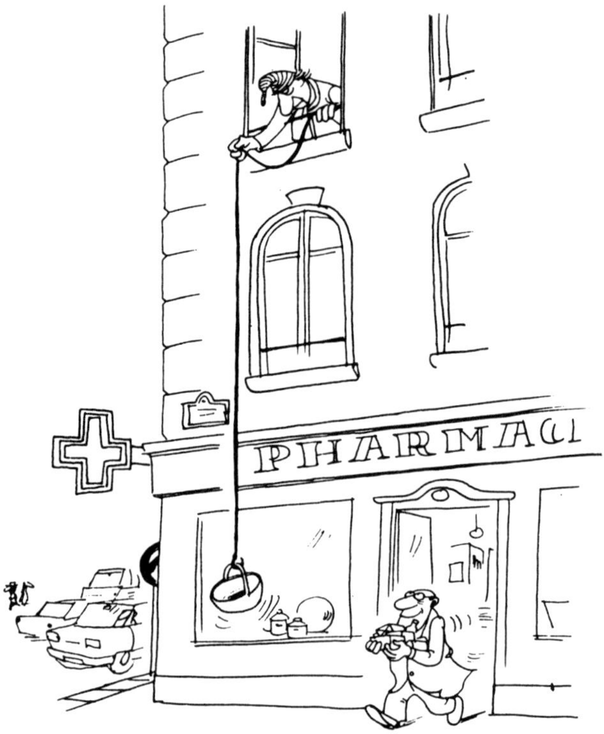
PHARMACI

TABLE

CHEZ LE MÊME ÉDITEUR

Collection
« Les Pensées »

Les Pensées
d'
ALPHONSE ALLAIS

Les Pensées
d'
YVAN AUDOUARD

Les Pensées
de
TRISTAN BERNARD

Les Pensées
de
PHILIPPE BOUVARD

Les Pensées
d'
ALFRED CAPUS

Les Pensées
de
COURTELINE

Les Pensées
de
PIERRE DAC

Les Pensées
de
JEAN DUTOURD
de l'Académie française

Pensées, maximes et anecdotes
de
SACHA GUITRY

Les Pensées
de
JULES RENARD

Les Pensées
de
RIVAROL

Les Pensées
de
JACQUES STERNBERG

Les Pensées
de
WOLINSKI

N° d'éditeur : 208 – Dépôt légal : août 1994
ISBN 2-86274-208-2
Imprimé en France